DU TÉTANOS

PAR

Le Dr L.-Gustave RICHELOT

AIDE D'ANATOMIE A LA FACULTÉ

PARIS

LIBRAIRIE J. B. BAILLIÈRE ET FILS

Rue Hautefeuille, 19, près du boulevard Saint-Germain.

LONDRES		MADRID
BAILLIÈRE, TINDALL and COX		CARLOS BAILLY-BAILLIÈRE

1875

PATHOGÉNIE, MARCHE, TERMINAISONS

DU TÉTANOS

DU TÉTANOS

INTRODUCTION

LE CHOC TRAUMATIQUE ET LES ACCIDENTS NERVEUX DES PLAIES

Les pathologistes de notre époque obéissent, pour la plupart, à une double tendance : pénétrer dans les faits par l'analyse physiologique, puis les former en groupes naturels par une synthèse légitime, qui n'est que la coordination *a posteriori* des faits directement observés. L'étude lentement poursuivie, et devenue déjà féconde, des accidents du traumatisme, témoigne de cet esprit qui anime aujourd'hui nos maîtres. Le chirurgien voit s'étendre chaque jour son domaine; il sait désormais que sa science n'est pas un recueil de faits bruts, une collection de procédés opératoires ; qu'il ne lui est plus permis de négliger les études physiologiques, et de s'arrêter sur le seuil

de la pathologie générale ; que, pour ne pas rester à
chaque instant désarmé, pour comprendre, prévenir
ou combattre les troubles variés qui succèdent aux
blessures, il ne lui suffit plus d'étudier le traumatisme dans la plaie, mais qu'il lui faut encore le
poursuivre dans ses effets à distance, dans ses suites
lointaines, dans son retentissement sur l'économie
tout entière. En un mot, à l'étude des *blessures* a suc-
cédé celle du *traumatisme;* à l'analyse patiente s'est
ajoutée déjà la synthèse scientifique.

Pénétré de cet esprit, je ne puis commencer l'étude
du tétanos sans chercher d'abord à marquer sa place
parmi les accidents traumatiques.

Une blessure, insignifiante par elle-même, chez un
homme sain, dans un milieu favorable, peut rester
toute *locale*. Mais dans des conditions opposées, elle
retentit sur l'organisme, elle a des suites plus ou
moins immédiates. Or, si nous laissons de côté les
mots vagues dont se contentaient les anciens, et les
hypothèses que certains esprits, même de nos jours,
préfèrent à la réalité, un grand fait nous apparaît :
le traumatisme ne peut retentir sur des parties éloi-
gnées, ou se généraliser à tout l'organisme, que par
deux voies différentes : le système vasculaire ou le
système nerveux. Cl. Bernard le proclame (1), et
M. Verneuil le rappelait à l'Académie lors de la discussion sur l'alcoolisme (2). La transmission par le

(1) Cl. Bernard, *Leçons de pathologie expérimentale,* 1872, p. 225.
(2) *Bulle. de l'Acad. de méd.*, séance du 3 janvier 1871. T. XXXVI,
p. 27.

sang ou l'irradiation par les nerfs, tels sont « les deux grands vecteurs organiques » par lesquels une lésion locale peut amener des lésions secondaires ou des troubles généraux. Je laisse de côté le rôle des vaisseaux, quitte à y revenir plus loin dans l'étude pathogénique du tétanos, et je me borne à considérer l'irradiation par les nerfs.

Lorsqu'une action violente atteint les extrémités nerveuses, elle suit naturellement les conducteurs centripètes, et retentit sur le cerveau ou la moelle. Souvent tout est fini là; mais d'autres fois les centres réagissent et commandent une action secondaire, périphérique, un *acte réflexe*. Au premier cas se rattachent toutes les blessures suivies de douleur; au second répondent tous les faits dans lesquels cette douleur est elle-même suivie de spasmes, de congestions viscérales, de délire, etc. Or, cette *action violente exercée à la périphérie, puis irradiée vers les centres, et réfléchie ou non à la périphérie*, je l'appelle *choc traumatique*.

Ce mot, mal défini et mal employé en général, exprime vaguement l'idée d'une grande violence éprouvée par l'organisme. Trop souvent il dispense d'une étude plus approfondie des causes de la mort. Mais je le crois utile à conserver, s'il est défini avec précision, et s'il répond à un groupe naturel de faits. A mon sens, il comprend tous les *accidents nerveux* des plaies, dont je vais exposer en quelques mots l'enchaînement.

A la lésion succède immédiatement la *douleur pri-*

mitive, fait normal, presque nécessaire, peu durable en général, et dont le chirurgien n'a guère à s'occuper que pour la prévenir par l'anesthésie en cas de blessure chirurgicale. Lorsqu'elle a cessé, peut survenir, dans un délai de quelques heures ou de quelques jours, une *douleur secondaire,* étudiée récemment par M. Verneuil dans un important mémoire (1); quelquefois la douleur n'apparaît qu'après l'évolution de la plaie terminée, dans un moignon cicatrisé, par exemple. Ces deux dernières formes, qui constituent proprement la *névralgie traumatique,* précoce ou tardive, sont quelquefois bornées à l'irradiation centripète, mais souvent elles s'accompagnent de *phénomènes réflexes.*

Ceux-ci, qui constituent, pour ainsi dire, le second 'egré du choc traumatique, tel que je l'ai défini, sont liés, en effet, dans un bon nombre de cas, aux accès névralgiques. Ce sont des convulsions cloniques ou des contractures permanentes, des actions musculaires localisées ou multiples (spasmes des membres, dyspnée, frisson, etc.). Mais l'acte réflexe peut aussi se produire sans être annoncé par aucune douleur au point lésé, et la blessure la plus douloureuse n'est pas toujours la plus grave. Témoin ces soubresauts légers et peu durables, accompagnés d'un éclair de douleur, qui, dans certaines plaies avec hyperesthésie, ou après certaines fractures, réveillent

---

(1) *Des névralgies traumatiques secondaires précoces* (*Arch. gén. de méd.,* novembre et décembre 1874).

brusquement le malade au moment où il s'assoupit ;
témoin, d'autre part, ces spasmes toniques bien autrement graves, et promptement généralisés, dont la
cause peut être une plaie minime, presque cicatrisée
et absolument indolente.

Ici entre en scène, à côté des contractions légères
qui suivent quelques blessures des membres, à côté
des *spasmes secondaires* décrits séparément par Colles,
et qui ne me paraissent être qu'un tétanos modifié,
le *tétanos* vrai, avec son début spécial par les muscles
de la mâchoire, ses accès toniques, ses formes rapides ou lentes, son pronostic sévère. Un caractère essentiel des *spasmes traumatiques,* bénins ou graves,
c'est que l'acte réflexe dont ils sont l'expression porte
sur un système bien défini, celui des muscles de la
vie de relation. Mais l'irradiation peut suivre une
autre route, et porter sur les muscles lisses, vaisseaux
ou viscères. J'en donnerai pour exemple certaines
rétentions d'urine passagères après les opérations
chirurgicales, certaines congestions viscérales, pul-
monaires ou utérines, étudiées dans ces derniers
temps, certaines influences exercées par le traumatisme sur l'utérus gravide.

Souvent cette irradiation secondaire du centre à la
périphérie se traduit, non plus par des actions locales
ou limitées à un système, mais par des *actions complexes.* Tel est le *délire* alcoolique des blessés, celui que
Dupuytren appelait *nerveux.* Et je ne parle pas ici des
autres formes de délire qui surviennent chez les blessés, notamment de celui qui succède à une intoxica-

tion, et qui n'est qu'un symptôme de l'infection putride ou purulente. C'est là, pour ainsi dire, un *accident nerveux indirect*. Je ne m'occupe que de celui qui est essentiellement constitué par un acte réflexe violent, tumultueux, multiple, dont la cause provocatrice est l'irritation traumatique, et la condition préalable un état de déchéance créé par l'alcoolisme.

Faisons un pas de plus, et nous trouvons enfin qu'un traumatisme d'une violence extrême retentit sur l'économie d'une façon plus générale encore. Ce n'est plus une irradiation partielle ou multiple, c'est une irradiation totale; les centres nerveux sont comme sidérés, et tous les mouvements organiques qu'ils tiennent sous leur dépendance sont en grande partie suspendus. Telle est la *stupeur primitive* qui suit les grandes attritions des membres, et qu'il ne faut pas confondre avec les troubles nerveux adynamiques survenant secondairement dans les empoisonnements septiques. La stupeur primitive est bien un *accident nerveux direct*. C'est le dernier degré et la plus haute expression du choc traumatique.

Je viens de passer en revue les accidents nerveux des plaies, en évitant d'y ranger la *fièvre traumatique*, bien qu'un bon nombre d'auteurs la prennent encore pour un phénomène de *réaction nerveuse*. Si j'avais tenu compte de cette opinion, j'aurais placé la fièvre à côté du délire, parmi les actions complexes.

En résumé, depuis la douleur primaire la plus simple jusqu'à la sidération absolue du système nerveux, j'ai cru pouvoir ranger en série ces accidents divers, et les réunir sous une commune étiquette. Le tétanos y occupe une place bien déterminée ; je le range parmi les spasmes, dans le second degré du choc traumatique (irradiation périphérique), et j'en fais un acte réflexe pathologique portant avant tout sur le système musculaire strié.

Mais comment agit la blessure pour produire un tel acte ? Où trouver ses conditions d'existence ? Dans les extrémités nerveuses, ou dans l'état des centres ? C'est ce que je devrai chercher dans l'étude pathogénique.

Je n'essayerai aucune définition nouvelle du tétanos. Toutes celles qu'on trouve dans les auteurs classiques sont fondées sur les symptômes essentiels de la maladie, et désignent, en termes généraux, les formes ordinaires du tétanos traumatique ou spontané. Je me borne à transcrire celle du *Compendium de chirurgie* :

« Le tétanos, de τεινω, *tendre*, est une maladie caractérisée par la contraction douloureuse, permanente, avec des redoublements convulsifs, des muscles soumis à l'empire de la volonté. »

Ces quelques mots laissent de côté toutes les discussions théoriques, sur lesquelles je ne veux rien préjuger, ainsi que les formes variables que peut revêtir le tétanos, et ses rapports, plus ou moins bien définis, avec d'autres convulsions toniques. Ces derniers points nous occuperont successivement à leur place, et je ne pense pas qu'il soit nécessaire d'entrer dans de plus longs détails pour limiter mon sujet.

PATHOGÉNIE

L'histoire du tétanos fourmille de difficultés. Tout n'est pas dit, en effet, quand on a parlé d'action réflexe, et invoqué l'excito-motricité de la moelle. Les symptômes et les variétés cliniques ont si souvent passé sous nos yeux depuis quelque temps, et ont soulevé de si intéressants débats dans les sociétés savantes, que nous commençons enfin à bien connaître, dans ses formes extérieures, une affection décrite, commentée, méditée depuis Hippocrate. Mais l'obscurité des causes, la difficulté des recherches anatomiques, la gravité extrême de la plupart des cas observés, ont toujours mis obstacle aux progrès de la thérapeutique. Aussi, faire l'histoire du traitement, serait-ce aujourd'hui passer en revue des faits innombrables, résumer beaucoup d'efforts inutiles, pour n'arriver à aucune conclusion. La pathogénie, cependant, semble sortir des ténèbres. Le tétanos n'est pas encore *expliqué*, peut-être ne le sera-t-il jamais; mais il nous offre déjà un champ lumineux, dans lequel la sagacité du chirurgien peut s'exercer avec quelque profit.

Il faut pardonner aux anciens, peu physiologistes. d'avoir mal compris le tétanos ; à Trnka (1) de n'en avoir même pas tenté l'explication ; à Heurteloup (2), à Fournier Pescay (3), d'avoir vaguement invoqué l'irritation, l'ébranlement du système nerveux ; à des auteurs plus récents d'avoir, sur des faits isolés, risqué des théories incomplètes. Nous qui venons après eux, et qui résumons leur expérience, nous pouvons en extraire quelques faits positifs, et nous avons ce qu'ils n'avaient pas, l'*analyse physiologique*.

Pour pénétrer autant que la science le permet dans la nature intime du tétanos, il faut chercher partout, s'adresser à l'*étiologie*, c'est-à-dire aux causes apparentes, à l'*anatomie pathologique*, c'est-à-dire aux lésions qui provoquent ou qui suivent les troubles fonctionnels, à la *physiologie pathologique*, enfin, qui nous apprend à disséquer chaque symptôme, à scruter les causes de la mort et le mode d'action des agents thérapeutiques. Tel est l'ordre que je suivrai.

ÉTIOLOGIE

Nous savons maintenant où chercher les causes des maladies. Nous interrogeons à la fois la *blessure*, le *blessé*, le *milieu*.

a. *La blessure.* — Offre-t-elle, quant au *siége*, des caractères spéciaux qui puissent nous éclairer ? Tous

(1) *Commentarius de tetano*, Vindobonæ, 1777.
(2) *Précis du tétanos des adultes*, Paris, 1793.
(3) *Du tétanos traumatique*, Bruxelles, 1803.

les auteurs accusent en premier lieu les plaies des
extrémités, doigts ou orteils. Puis viennent la face,
les organes génitaux. On a observé le tétanos après
la castration, après l'ovariotomie. Si le péritoine est
responsable de quelques faits, le doit-il à la présence
des corpuscules de Pacini, démontrés par M. Gubler
sur les cordons nerveux qui émergent du plexus sa-
cré? Le tétanos survient encore après l'accouchement ou l'avortement. Je reviendrai plus loin sur le
tétanos puerpéral, et je dis seulement ici que c'est la
plaie utérine qui est l'occasion des accidents. La
maladie me semble moins rare que ne le croient
Arloing et Tripier (1) à la suite des plaies de tête ;
c'est du moins ce que j'ai cru voir pendant la der
nière guerre. Quant aux lésions de la colonne verté-
brale, sur près de quatre cents cas réunis par le
Dr Ashhurst (de Philadelphie), elles n'ont fourni qu'un
seul exemple de tétanos ; et encore y avait-il dans ce
fait une contusion du nerf crural antérieur (2).

La *forme* du traumatisme paraît avoir quelque influence. Ainsi, parmi les blessures des extrémités,
on note surtout les déchirures, les morsures, les
corps étrangers, les fractures comminutives, les plaies
intéressant les articulations.

L'attention des observateurs s'est portée naturellement sur les lésions des *nerfs*. Et de fait, on les a
vues un grand nombre de fois, et il serait difficile de
ne pas leur accorder quelque valeur. Je rappellerai

(1) *Arch. de physiol.*, 1870, p. 236.
(2) *Pacific medical and surgical Journ.*, août 1867.

seulement la mèche de fouet trouvée par Dupuytren dans le nerf cubital d'un tétanique; le fait de Larrey (ligature du nerf médian dans une amputation du bras); celui de Billroth (1), où le même nerf était à moitié déchiré. Peut-être faut-il attribuer à la ligature des filets nerveux le tétanos qui se développe après la castration. Quant à la rougeur du névrilème, signalée par Jobert, j'en apprécierai plus loin la valeur. Il ne faut pas se fier toujours aux auteurs qui parlent de *névrite*. Cependant, je dois dire que, dans la discussion soulevée en 1870 à la Société de chirurgie (2), M. Brown-Séquard assurait avoir réuni trente-six cas d'inflammation des nerfs ayant causé le tétanos.

Mais, il faut bien le savoir, le tétanos peut survenir après *toutes les blessures*. On l'a signalé dans les cas les plus divers : morsure de serpent (Valentin), piqûre d'abeille (Dupuytren), cautère ou vésicatoire, extraction d'une dent, saignée, perforation du lobule de l'oreille, ongle incarné, brûlure. Si les plaies contuses ou salies ont paru y prédisposer, les plus simples et les plus régulières lui ont aussi donné naissance.

Trouverons-nous quelque indication dans la *marche* de la plaie, dans l'*aspect* qu'elle présente? Rose, dans un important article (3), insiste beaucoup sur

(1) *Pathol. chir. gén.*, p. 427.
(2) *Gaz. des hôp.*, 1870, p. 182.
(3) *Handbuch der allg. und speciell. Chirurgie* de Pitha et Billroth, Erlangen, 1870, Erster Band, Zweite Abth., art. *Tétanos*.

l'état gangréneux. Il signale aussi, pour les avoir vues souvent donner lieu au tétanos en temps de guerre, certaines plaies entourées d'un gonflement considérable, auquel se joint une rougeur spéciale de la peau, rosée, diffuse et changeante, parfois difficile à distinguer de l'érysipèle, ou prenant la forme de grosses taches sans limites précises. Mais il reconnaît que les blessures les plus insignifiantes et de l'aspect le plus bénin peuvent s'accompagner des mêmes accidents. On se tromperait fort si on cherchait un rapport quelconque entre la suppression de la suppuration et le développement des spasmes. Mêmes résultats négatifs si, dans le tétanos puerpéral, nous interrogeons l'état de la plaie utérine. Simpson ne lui accorde pas d'influence. Que dire de la suppression des lochies (Pitre-Aubinais)? de quelques caillots fétides s'échappant de l'utérus (Ritchie, de Glasgow)? de fragments de placenta putréfiés évacués par les voies génitales (Stores, de Boston)(1). En résumé, que la plaie marche bien ou mal, qu'elle soit saine ou putride, il importe peu.

La *douleur* pourrait aussi jouer son rôle, et on l'a souvent notée. Sans parler des phénomènes musculaires de forme et d'intensité variables, consécutifs à la névralgie traumatique secondaire, et dont nous trouvons de remarquables exemples dans le mémoire

(1) Simpson, *Clinique obstétricale et gynécologique*, trad. par Chantreuil, Paris, 1874, p. 529.—Lardier, *Du tétanos puerpéral*, thèse de Paris, 1874.—Hervieux, *Traité des maladies puerpérales*, 1870, p. 1019.

de M. Verneuil cité plus haut; sans invoquer non plus les phénomènes de contractures suscités par les névrômes (1), rien de plus naturel que de chercher dans une plaie douloureuse le point de départ des accidents tétaniques. Arloing et Tripier, comme les auteurs qui se rattachent à la théorie nerveuse absolue, mettent en relief la coïncidence de douleurs parfois très-vives, au niveau de la plaie ou dans son voisinage. Dans un cas de M. Gosselin (2), le malade avait présenté « une sensibilité excessive de la plaie pendant sa période de détersion ». Enfin, un Mémoire de M. Blain (d'Épernay), présenté à la Société de chirurgie (3), donne au phénomène une véritable importance. L'auteur cite une observation de Roux, dans laquelle la maladie, née à la suite d'une ligature de la fémorale, fut précédée de vives douleurs dans la cuisse. Il décrit, d'après ses propres observations, une douleur lancinante, atteignant vite sa plus grande intensité, durant peu, irradiant dans le membre tout entier, et succédant soit à des pansements, soit à des violences directes exercées sur la plaie. M. Verneuil adopte les conclusions de ce travail; il dit avoir constaté chez plusieurs tétaniques que le trismus était précédé par des douleurs fulgurantes et des secousses convulsives dans le membre blessé, et qu'il y a un intérêt majeur à reconnaître

(1) Foucault, *Essai sur les tumeurs des nerfs mixtes*, thèse de Paris, 1872.
(2) *Clinique chir. de la Charité*, Paris, 1873, t. I, p. 457.
(3) *Gaz. des hôp.*, 1874, p. 749.

ces prodromes, afin de combattre la maladie dès son premier stade. Il faut avouer cependant que la douleur est loin d'être constante, et que la blessure la plus silencieuse peut donner lieu aux spasmes les plus graves. Une foule d'observations le démontrent ; et M. Brown-Séquard allait jusqu'à dire : « Non-seulement l'excitation douloureuse n'est point exigible, mais il y a même une espèce d'antagonisme faisant que l'action convulsante est en raison inverse de la conductibilité douloureuse du nerf » (1).

Y a-t-il, dans l'évolution de la plaie, une *époque* favorable au développement du tétanos? Sans doute, si l'observation porte sur un grand nombre de blessés, dans des conditions telles que la maladie revêt un caractère épidémique, on la verra le plus souvent débuter peu de temps après la blessure. Mais il est établi, sur de nombreux exemples, qu'elle peut naître à toutes les périodes, et même après la cicatrisation, comme A. Cooper l'avait déjà remarqué et comme le démontre un fait du Dʳ Annandale (2).

Toutes les blessures ne sont pas des plaies, et nous devons chercher si quelques *lésions sous-cutanées* ne peuvent donner lieu au tétanos. Or, il y a certainement un *tétanos traumatique sans plaie;* j'en rapporterai une observation à la fin de ce travail. M. Giraldès (3) signale les contusions de la paume de la main; il a vu, dans le service de Roux, un cas de

(1) *Gaz. des hôp.*, 1870, p. 182.
(2) *Edinburgh med. Journal*, novembre 1873, p. 400.
(3) *Leçons cliniques sur les mal. chirur. des enfants*, 1869, p. 802.

tétanos survenu chez un enfant après des tentatives
de redressement des doigts, déviés par une cicatrice
de brûlure. M. Broca l'a observé récemment à la
suite d'une luxation du pouce. La dissection de l'articulation malade a montré les deux nerfs collatéraux
dorsaux tendus sur l'extrémité luxée de la phalange,
comme deux cordes sur un chevalet (1). Le professeur
Rose admet aussi l'origine sous-cutanée du tétanos;
il range dans cette classe le tétanos *cicatriciel,* en
rapproche bien à tort celui qui succède à l'accouchement ou à l'avortement, et réunit tous ces faits sous
le nom impropre de tétanos *spontané* ou *idiopathique.*

Ce n'est pas tout encore. Le même auteur expose
avec détails toutes les causes invoquées par les classiques ou par lui rencontrées; il trace jusqu'à douze
groupes étiologiques, que je ne transcrirai pas ici;
mais, selon lui, la plus grande part d'influence
revient aux pansements irritants et aux soins mal
entendus. « Il est bien rare, dit-il, qu'on ne puisse
attribuer l'invasion du tétanos à quelque faute com-
mise dans la direction du traitement. » Je n'ai pas
besoin de montrer combien cette opinion est exclu-
sive. Je me borne à signaler une idée analogue, mais
bien plus réservée, que je trouve dans un Mémoire
de M. Panas sur le traitement des blessures de
guerre par la méthode antiphlogistique (2). « Nous
pensons, dit l'auteur, que la méthode émolliente,

(1) Communication orale.
(2) *Gaz. hebdom.,* 1872, p. 426.

consistant en applications chaudes, mises en usage par nous dans la généralité des plaies, a dû être pour quelque chose daus la rareté des cas de tétanos. »

Repassons brièvement le chemin parcouru. Les faits que j'ai notés jusqu'ici se résument en peu de mots : *toutes les blessures, dans toutes les conditions,* peuvent donner lieu au tétanos. De cette formule un seul fait se dégage, encore bien vague et peu concluant : la lésion locale est, à un titre quelconque, le point de départ des convulsions toniques. Mais nous ignorons encore par quelle voie, nerfs ou vaisseaux, elle retentit sur les centres. Et cependant, nous avons quelques présomptions. La théorie nerveuse absolue se trouve en germe dans les faits étiologiques déjà énumérés. Souvent le tétanos a pour origine la lésion d'un nerf, plaie, ligature, corps étranger ; d'autres fois, la blessure d'une région riche en plexus terminaux ou en corpuscules nerveux. Aussi bien, il y a partout des extrémités nerveuses, et la physiologie nous apprend que leur excitation éveille plus sûrement l'acte réflexe que celle des conducteurs. Il faut noter aussi la douleur prodromique au niveau de la blessure, car on la découvre dans certaines formes de tétanos que j'aurai à décrire.

b. *Le blessé.* — Est-ce parce qu'ils sont de race malaisienne, ou parce qu'ils habitent un climat chaud, que les insulaires de Tonga et de Fidji sont affectés de tétanos? Je ne saurais le dire. Mais il est certain que la *race* a une influence, car, sous le même ciel, nègres et blancs sont très-inégalement frappés. Aucun fait ne montre mieux la prédisposition de la race noire, que l'exemple de Bardeleben : un nègre se blesse au pouce avec un fragment de porcelaine, et un quart d'heure après il meurt de tétanos.

Après la race, je parlerais de l'*espèce animale*, si je ne craignais de faire une digression. Nous manquons d'ailleurs, à cet égard, des notions précises qui pourraient servir la pathologie expérimentale. Ainsi, Arloing et Tripier, dans leurs études pathogéniques, ont pu se demander si les animaux sur lesquels ils cherchaient à provoquer des spasmes tétaniques, n'étaient pas réfractaires à la maladie (1). Je trouve, chemin faisant, trois cas de tétanos traumatique observés chez des singes cochinchinois, et un tétanos sans plaie chez un singe des Antilles ; le tout adressé par M. Morice à la Société de biologie (2).

Revenons à l'homme. Le tétanos ne sévit pas à tout *âge* de la même façon. Chez nous, c'est l'adulte qui en est le plus souvent la victime ; dans les pays chauds, c'est l'enfant nouveau-né. Mais je dois faire ici une réserve. M. Parrot, dans un intéressant mémoire (3), avance que le tétanos du nouveau-né

(1) *Arch. de physiologie*, Paris, 1870, p. 241.

(2) Séance du 3 avril 1875.

(3) *Etude sur l'encéphalopathie urémique et le tétanos des nouveau-nés* (Arch. gén. de méd., 1872, vol. II, p. 181).

et celui de l'adulte n'ont de commun que le nom, et rattache le premier à l'encéphalopathie urémique. Faut-il admettre que, dans ces contrées où le tétanos est fréquent, la maladie convulsive appelée encore *trismus* ou *mal de mâchoire*, qui enlève un grand nombre d'enfants après la ligature du cordon, n'est et ne peut jamais être un tétanos véritable ? C'est là une question délicate, sur laquelle je reviendrai.

Peu de choses à dire sur le *sexe*. L'homme, dit-on, est deux fois plus exposé qne la femme. Mais un point bien autrement grave est la diathèse.

Je prends le mot *diathèse* dans le sens le plus large et le plus conforme à l'étymologie. Une *disposition* quelconque de l'organisme, un *état* physiologique ou morbide déterminé, a-t-il sa part dans l'étiologie du tétanos ?

L'état puerpéral nous fournit quelques réflexions utiles. J'ai déjà dit que la plaie utérine pouvait être assimilée à une plaie quelconque ; elle expose l'accouchée au tétanos comme elle l'expose à la septicémie. Je parle ici du tétanos vrai, et je ne fais aucune allusion à la *tétanie* décrite par Trousseau ; j'aurai à définir plus loin cette dernière affection.

Quelques observateurs (1) ont considéré l'état puerpéral comme une cause prédisposante. La femme, disent-ils, est nerveuse, hystérique ; la grossesse modifie profondément son organisme, l'accouchement ébranle son système nerveux, et le rend

(1) Blachez, *Gaz. hebdom.*, 1874, p. 393. — Lardier, *Du tétanos puerpéral*, thèse de Paris, 1874.

plus excitable encore : une émotion suffit pour faire éclater les accidents. Je trouve la même idée dans un travail de Wiltshire (1), qui invoque la dépression morale après l'avortement. Mais j'ai peine à comprendre qu'une disposition nerveuse aussi fréquente provoque si rarement la maladie, et que les hommes, placés dans des conditions opposées, soient plus souvent atteints que les femmes. Non que je veuille nier l'influence des conditions physiologiques antérieures sur l'éclosion des spasmes ; car on pourrait me dire, avec ou sans preuves, que les hommes les plus excitables sont en tous cas les plus sûrement atteints. Mais ce qui ne me paraît pas démontré, c'est le rôle dominant et spécifique que jouerait l'état puerpéral ; et je persiste à faire du tétanos des nouvelles accouchées un tétanos traumatique ordinaire.

Peu de faits à la charge de l'*alcoolisme*. Lancereaux (2), Péronne (3) signalent des exemples de convulsions toniques imputables à cette diathèse, mais qui diffèrent du tétanos proprement dit. Un des singes cochinchinois dont j'ai parlé plus haut était alcoolique.

Que dire du *paludisme ?* Peut-être servirait-il la théorie humorale, s'il avait quelque valeur étiolo-

(1) *On tetanus after abortion* (*Transactions of the Obstetrical Society of London,* vol. XIII, année 1872).

(2) *Dictionn. encycl. des sciences médic.*, art. *Alcoolisme*, p. 659.

(3) *De l'alcoolisme dans ses rapports avec le traumatisme,* thèse de Paris, 1870, p. 119.

gique. Labbée (1) insiste sur la fréquence du tétanos dans les pays malsains où règne la fièvre intermittente. Une étude de Coural (2) contient les
conclusions suivantes : « Il existe réellement un
tétanos intermittent, de nature paludéenne, véritable fièvre larvée, curable par le sulfate de quinine. — Il est des cas de tétanos très-intenses, survenus à la suite d'accidents traumatiques, qui
n'étaient pas évidemment sous la dépendance de
l'affection intermittente, et qui pourtant ont été guéris sous l'influence du quinquina. » Le docteur Ode-
vaine rapporte, dans l'*Indian medical Gazette*, plusieurs cas de tétanos consécutifs à des injections
hypodermiques de sulfate de quinine, et se demande
si la quinine a une action spéciale sur les nerfs, ou
bien si la cachexie paludéenne prédispose au tétanos (3). Je trouve enfin dans la thèse de Sanquer (4)
trois observations où la fièvre intermittente est notée
seule, ou combinée à l'alcoolisme.

Je ne dirai rien de quelques causes banales ou
peu certaines, vers intestinaux (Laurent de Strasbourg), état saburral, chagrin, émotions, et je m'arrêterai devant la *prédisposition individuelle*, invoquée
par M. Brown-Séquard (5) pour expliquer la rareté

(1) *Sur les traitements du tétanos, Revue critique* (*Arch. gén. de
méd.*, 1873, vol. I, p. 79).

(2) *Sur la fièvre pernicieuse tétanique et le tétanos essentiel* (*Mont-
pellier medical*, 1864).

(3) *Gaz. hebd.*, 1872, p. 479.

(4) Paris, 1866.

(5) *Gaz. des hôpit.*, 1870, p. 182.

du tétanos comparée au nombre des blessures. Évidemment tout serait clair, si nous connaissions le *quid ignotum*.

En résumé, névristes et humoristes peuvent trouver des arguments, s'ils le veulent, dans l'influence des races, dans la puerpéralité, dans la coïncidence d'affections paludéennes. Mais tous auront peu de valeur ; l'âge et le sexe ne donnent rien, et, jusqu'ici, la lumière n'est pas encore faite.

c. *Le milieu*. — Un grand fait paraît dominer l'étiologie du tétanos. Tous les auteurs le mentionnent, et ceux qu'il contrarie n'osent le passer sous silence. Je veux parler de l'influence du *froid*.

Si, en effet, le *climat* figure parmi les causes prédisposantes, si les pays chauds fournissent les cas les plus nombreux, ils le doivent moins à la chaleur qu'aux *variations brusques de la température*. Dans l'Inde, dans les deux Amériques, et surtout aux Antilles, on voit souvent des plaies simples, des contusions légères, des piqûres à peine perceptibles, suivies de convulsions atroces (1). Les nouveau-nés sont décimés à Cayenne, au dire de Bajon (2). Mais, si la Russie donne, d'après Pirogoff (3), un contingent médiocre, on a cependant observé le tétanos dans les pays du nord, à Pétersbourg, à Stuttgard, à

(1) Gimelle, *Du tétanos*, Paris, 1856.
(2) *Mémoires pour servir à l'histoire de Cayenne et de la Guyane française*, Paris, 1778.
(3) Pirogoff, *Klinische Chirurgie*, Leipzig, 1854.

Stockholm, en Islande. Le passage subit du chaud au froid, comme cause occasionnelle, est mis hors de doute par les observations de Larrey, en Égypte, après la révolte du Caire, à la bataille des Pyramides, à Aboukir, puis en Allemagne, à Eylau, à Dresde, durant la guerre de Russie. Mac Gregor en Espagne, Baudens en Algérie, les chirurgiens français en Crimée, les Américains dans la guerre de sécession, ont confirmé la réalité du fait. Le meilleur exemple qu'on en puisse donner est celui de l'enfant américain dont parle Mirbeck (1) : il était en sueur lorsque son compagnon de jeu lui jette à la poitrine un verre d'eau très-froide; le spasme se déclare immédiatement, et au troisième jour l'enfant était mort. Toutefois, il ne faut pas exagérer cette influence du froid, et, parmi de nombreux exemples, je pourrais citer un malade de M. Gosselin (2), qui fut pris du tétanos « vers le neuvième jour, sans cause et surtout sans refroidissement appréciable ». Je l'ai dit plus haut, le tétanos est la suite de toutes les blessures, dans toutes les conditions.

Le tétanos est rare dans nos climats. Beaucoup de chirurgiens n'en ont rencontré qu'un ou deux cas isolés ; mais la chirurgie militaire est plus riche en observations. Comparons quelques statistiques. Sur un relevé concernant les malades frappés de tétanos dans une période de trente années et soignés à Guy's

(1) *Du tétanos chez l'adulte*, thèse de Strasbourg, 1862.
(2) *Clinique chirurg. de la Charité*, Paris, 1873, t. I, p. 459.

Hospital (1), on a compté 72 cas, environ deux par an. Résultat inattendu, le *Richmond medical Journal* rapporte que sur 56,775 cas de plaies par armes à feu recueillies par les chirurgiens confédérés dans la guerre d'Amérique, il n'y a pas eu un seul cas de tétanos (2). Mais la guerre d'Orient et la guerre d'Italie ont été plus productives (3), et les événements de 1870-71 ont fourni presque toutes les observations qui donnent aujourd'hui à la question un intérêt d'actualité.

En somme, le tétanos s'est montré bien des oisf par séries. Or, l'*épidémicité* relève de plusieurs causes (4) : d'une influence générale atteignant à la fois plusieurs individus, sans aucune transmission de l'un à l'autre ; tel est le froid, telles sont toutes le-causes dépressives ; ou bien d'une *contagion*, d'un transport miasmatique. L'hiver rigoureux de la ders nière guerre, et bien d'autres conditions peut-être, suffisent à expliquer, d'après le premier mode, l'épidémie que nous avons vue. On conçoit d'ailleurs que cette opinion séduise les névristes, là où les humoristes sont tentés de voir une contagion véritable. Ces derniers, il est vrai, peuvent alléguer un fait de Betoli (5), dans lequel des esclaves moururent de

(1) Série 3, vol. III, *Report of seventy-two cases of tetanus*, etc., by Alf. Bland.

(2) *Gaz. hebd.*, 1867, p. 767.

(3) Legouest, *Chirurgie d'armée*, 1863, p. 814.—*Handbuch der allg. und speciell. Chirurgie* de Pitha et Billroth, Erlangen, 1870, Erster Band, Zweite Abtheilung, art. *Tétanos*, p. 64.

(4) Dieulafoy, *De la contagion*, thèse d'agrégation, 1872.

(5) *Tétanos transmissible de l'animal à l'homme* (*Annali universali di medicina*, Milano, 1859).

tétanos après avoir mangé la chair d'un taureau mort de cette maladie. Ce mode de transmission serait admis, paraît-il, dans la province de Rio-Grande, dans la Confédération Argentine et les campagnes de l'Uruguay.

Le milieu fait encore sentir son action dans le *tétanos idiopathique* ou *spontané*, qu'on appelle improprement *rhumatismal*, parce qu'au même titre que l'autre, il est causé par le froid. Rare dans nos climats, fréquent sous les tropiques, plus grave dans les pays chauds que la variété traumatique (1), il lui ressemble en ce que l'impression du froid sur les extrémités nerveuses peut être aussi bien invoquée, qu'il y ait ou non blessure.

En parcourant tous ces faits, je suis frappé de voir quelques auteurs n'accepter qu'à regret l'influence du froid, ou la reléguer au second plan. Billroth en parle à peine, comme si elle contrariait la théorie humorale qu'il adopte. Et pourtant la formule de Bardeleben paraît s'appliquer à la majorité des cas : la plaie est cause prédisposante, le refroidissement cause occasionnelle. Mais puisque ces deux influences peuvent se dissocier et que chacune d'elles fait parfois défaut, il faut bien reconnaître avec d'autres auteurs que traumatisme et froid n'expliquent rien d'une manière absolue.

(1) A. Foot, *Tétanos par refroidissement* (*the Dublin Journal o medic. sc.*, n° 9, septembre 1872, p. 181).

ANATOMIE PATHOLOGIQUE.

Si je demande aux lésions des organes la solution des problèmes pathogéniques, ce n'est pas que je les considère comme constituant la *maladie*. Mais je crois qu'elles peuvent à l'occasion nous donner des renseignements décisifs, et qu'il n'est jamais inutile de savoir les consulter. En un mot, je ne suis pas de ceux qui pensent que leur étude conduit au nihilisme en thérapeutique (1).

Déblayons tout d'abord le terrain. Les anciens auteurs ont admis, sur des faits isolés, des lésions anatomiques dont il n'est plus besoin de discuter la valeur. Je laisserai donc de côté les méningites et les myélites, les adhérences, les ramollissements, constatés sans rigueur scientifique ou mis à tort au premier rang, et dont on trouve l'énumération dans les traités (2). Mais certaines altérations doivent m'arrêter davantage, à cause de leur fréquence, ou du rôle qu'on leur a fait jouer dans la production des symptômes. Sont-elles constantes? Peuvent-elles nous éclairer sur la pathogénie? Telles sont les questions à résoudre. Je les passerai en revue de la périphérie vers le centre.

(1) Audhoui, *De l'influence des études histologiques sur la connaissance des maladies du système nerveux*, thèse d'agrégation, 1875, p. 19.

(2) *Comp. de chirurgie*, t. I, p. 350. — *Comp. de médecine*, t. VIII, p. 115. — Gimelle, *Du tétanos*, p. 10.

Muscles. — Parfois livides et gorgés de sang noir, on y trouve des extravasats sanguins et des ruptures (gouttières vertébrales, muscles droits, psoas). Mais ces lésions ne sont que le résultat des spasmes. Aucune altération histologique ne mérite d'être notée; car il faut accepter avec réserve l'observation de Bowmann et de Zenker, qui disent avoir constaté l'altération *cireuse*. J'en dirai autant de l'aspect granuleux spécial et de la dégénérescence colloïde signalés par Conor (1). N'était-ce pas une altération cadavérique de la myosine? Car on a remarqué que les cadavres de tétaniques se putréfient parfois avec une grande rapidité (2). Partout ailleurs, l'examen des muscles lest négatif. M. Joffroy, dans un fait communiqué à a Société de biologie (3), a examiné les muscles du mollet, des parois thoraciques, du bras et de l'avant-bras droits, de la nuque; partout la fibre avait ses caractères normaux. Même résultat dans deux autres cas inédits du même auteur.

Nerfs. — J'ai déjà parlé de la névrite. Mal étudiée en général, elle n'a sans doute pas l'importance qu'on a voulu lui reconnaître. La rougeur signalée par Jobert mérite à peine ce nom. Elle a été admise cependant par Lepelletier de la Sarthe (4), Fro-

(1) Thèse de Paris, 1870.
(2) Joffroy, communication orale.
(3) *Soc. de biol.*, 1870.
(4) *Revue médicale*, t. IV, 1827.

riep (1), Wunderlich (2), et enfin, comme je l'ai dit plus haut, par Brown-Séquard. Arloing et Tripier disent avoir constaté une névrite véritable du sciatique poplité externe (3), et Michaud (4) a soigneusement étudié une lésion inflammatoire du sciatique, régnant sur toute la longueur du tronc nerveux, et, chose singulière, affectant aussi le nerf du côté opposé à la blessure. Mais une autre fois, les nerfs n'ont présenté au même auteur que des épanchements sanguins sous le névrilème, c'est-à-dire qu'ils étaient congestionnés au même titre que tous les organes. Enfin, dans les faits de Joffroy, les tubes nerveux et leur tissu conjontif n'offraient pas d'altération.

Jusqu'ici, je n'arrive qu'à des négations. Mais les centres nerveux vont me donner des faits plus importants et plus multipliés.

Centres nerveux. — J'élimine d'abord les *méninges*, en signalant comme lésion consécutive l'*hématorachis*, ou hémorrhagie extra-méningée, étudiée par Hayem (5) dans le tétanos du nouveau-né et dans celui de l'adulte, d'après les faits d'Abercrombie, Elsæsser, Matuszynski, Bouchut, Joffroy, etc. Une

(1) *Neue Notizen,* 1837.
(2) Wunderlich, *Archiv der Heilkunde,* 1862.
(3) *Arch. de phys.,* 1870, p. 244.
(4) *Recherches anat.-path. sur l'état du syst. nerveux central et périph. dans le tétanos traumatique* (Arch. de physiologie, 1872, p. 59).
(5) *Des hémorrhagies intra-rachidiennes,* thèse d'agrégation, 1872.

observation plus récente de M. Bouchut a été publiée par H. Petit (1).

Il n'y a pas longtemps qu'on étudie la *moelle* d'une façon précise et qu'on peut juger de la fréquence et de la valeur de ses altérations. L'histologie entre en scène avec Rokitansky, Demme (2), Wunderlich (3), qui montrent une prolifération de la névroglie, une sorte de sclérose au début, distribuée uniformément ou par noyaux disséminés dans la moelle épinière, la moelle allongée, les pédoncules cérébraux et cérébelleux. Mais bientôt Leyden produit des faits négatifs (4), et Billroth dit aussi n'avoir rien trouvé (5). En 1864 paraissent les importantes recherches de Lockhart Clarke (6).

Dans tous les examens qu'il a faits, l'auteur anglais a constaté l'hypérémie médullaire, la dilatation énorme des vaisseaux, et de plus, des foyers disséminés, plus nombreux dans la substance grise et surtout dans les cornes postérieures, foyers où le tissu propre de la moelle serait détruit, et qu'il décrit sous le nom de *plaques de désintégration granuleuse.*

En 1870, Ch. Bouchard étudie à son tour la proli-

(1) *Gaz. des hôp.*, 1872, p. 361.
(2) *Beiträge zur path. Anat. des Tetanus*, Leipzig und Heidelberg, 1859.
(3) *Archiv der Heilkunde*, 1862.
(4) *Beiträge zur Pathol. des Tetanus* (*Virchow's Archiv*, XXVI, 1863.)
(5) *Eléments de pathol. chirur. gén.*, p. 427.
(6) *The Lancet*, 1864, t. II, p. 261. — *Ibid.*, 1865, t. I, p. 595. — *Med.-chir. Transactions*, 1865, vol. XLVIII, p. 255.

fération nucléaire et constate la présence d'éléments
polyédriques qui tendent à former des groupes. Hypérémie et prolifération ont été vues maintes fois
par Arloing et Tripier (1). Enfin, un intéressant
mémoire de Michaud, déjà cité, contribue à donner
beaucoup d'importance aux altérations médullaires.

Dans quatre observations, l'auteur a trouvé sur
des coupes de la moelle que la partie centrale pré-
sentait une coloration uniforme d'un rouge *hortensia*,
dans laquelle la substance grise tendait à s'effacer.
Au microscope, on aperçoit de nombreux noyaux,
tantôt isolés, tantôt réunis et polyédriques, et des
vaisseaux richement nucléés. On est frappé de la dilatation énorme que ces derniers ont subie. L'exagération de la pression sanguine détermine l'issue du
plasma, qui inonde çà et là les tubes nerveux voisins,
les refoule, et constitue des *foyers d'exsudation péri-
vasculaire*. Ainsi procède la lésion que Lockhart-
Clarke avait prise pour une *désintégration* du tissu.
C'est la substance grise de la moelle, et surtout
la commissure postérieure, qui présente l'altération
essentielle, caractérisée par la prolifération des éléments nucléaires dans le tissu réticulé. Il est très-
remarquable que la région lombaire offre à son
maximum cette production nouvelle, quel que soit
le siége de la plaie qui a donné lieu au tétanos. Ainsi
dans un cas le pouce était blessé, et la région cervicale n'offrait rien au microscope. En résumé, l'auteur adopte le terme de *myélite centrale suraiguë*, pour

(1) *Arch. de physiologie*, Paris, 1870, p. 243.

exprimer la nature des lésions, leur siége et la rapidité de leur développement.

Arrêtons-nous un instant dans cette revue. Depuis les premières études positives, nous voyons les auteurs accorder de jour en jour une importance plus grande aux altérations qu'ils décrivent. Plusieurs les croient constantes; ainsi semblent penser Lockhart-Clarke et Michaud. Telle est aussi l'opinion de M. Broca (1). A côté de la congestion générale, ce professeur a toujours rencontré un ramollissement du tissu nerveux, qui occupe le renflement lombaire, si le point de départ du tétanos est dans les membres inférieurs, et le renflement cervical, s'il s'agit des parties supérieures du corps. Je pourrais citer ici deux exemples, où M. Liouville a trouvé une vascularisation plus intense au point d'insertion des nerfs émanés de la blessure (2). Mais j'ai signalé tout à l'heure une observation de Michaud, qui infirme cette relation entre la plaie et la lésion centrale.

Pour d'autres observateurs, la lésion est moins nécessaire. Rokitansky l'admet seulement dans les formes lentes; mais Bouchard l'a rencontrée dans des cas suraigus, et Michaud suppose que, dans les exemples qui débutent brusquement par le trismus et la gêne de la déglutition, elle se produit d'emblée, primitivement. Dickinson l'a vue dix-huit heures après le début du tétanos (3), comme le rappelait

(1) *Gaz. des hôp.*, 1870, p. 183.
(2) *Société de biol.*, 1870, C. R., p. 94.
(3) *The Lancet*, 1865, t. II, p. 179.

M. Giraldès à la Société de chirurgie, sur une assertion contraire de M. Després (1). Voici cependant des
faits où l'anatomie pathologique, sans être muette,
semble parler d'une façon moins précise, et nous ra-
mène à une appréciation plus juste.

Dans une autopsie de Joffroy (2), on remarque sur
les coupes de la protubérance, du bulbe et de la
moelle, une distension notable de tous les vaisseaux,
des globules extravasés et même de petits foyers hémorrhagiques; mais nulle part il n'y avait trace de
multiplication des éléments conjonctifs ni d'altération des éléments nerveux. « La congestion, dit l'auteur, est la seule lésion qui existe à coup sûr dans
le tétanos »; et encore n'est-elle pas la cause des accidents convulsifs, quelle que soit d'ailleurs son influence sur l'intensité des symptômes. Je citerai encore le résumé de cinq autopsies, faites par M. Quin-
quaud (3) :

« Hypérémie intense de la substance grise du
quatrième ventricule, du bulbe et de la moelle. La
substance blanche elle-même est très-congestionnée.
Autour de certains capillaires on voit de petits amas
de granulations graisseuses. Au niveau du bulbe,
abondance excessive de corpuscules amylacés très-
fortement réfringents. En certains points de la substance grise, on aperçoit de petits points de la gros-

(1) *Gaz. des hôp.*, 1870, p. 203.
(2) *Société de biol.*, 1870, Mém. p. 14.
(3) Leclerc, *Considérations sur le tétanos traumatique*, thèse de
Paris, 1872.

seur d'une tête d'épingle, d'un rouge jaunâtre : l'examen histologique y démontre l'état granulo-graisseux plus accusé qu'ailleurs. Les capillaires ont augmenté de volume, mais les tubes nerveux sont intacts. En résumé, il s'est fait du côté de la moelle un travail pathologique irritatif, une congestion, une altération granulo-graisseuse de la substance grise par places, mais la prolifération des noyaux de la névroglie ne paraît pas assez nette pour qu'on puisse l'affirmer. »

La myélite n'est pas plus certaine dans l'autopsie suivante, que je dois à l'obligeance de **M. Liouville**. Il s'agit d'un fait inédit, recueilli dans le service du professeur Richet en 1872. C'est encore la congestion qui domine la scène :

« A l'œil nu, vaisseaux volumineux, gorgés de sang, dans toutes les parties des centres nerveux, cerveau, cervelet, bulbe et moelle. Un peu d'arachnoïdite spinale avec état poisseux, quelques adhérences, mais sans exsudat notable. Toutes les parties sont un peu molles ; ramollissement rosé, presque *hortensia*, de la substance grise. — Au microscope, stéatose vasculaire aiguë de la substance médullaire. Granulations considérables dans les parois des vaisseaux, augmentés de volume et remplis de globules rouges et blancs en nombre anormal. De loin en loin, renflements anévrysmaux et dilatation des gaînes ; çà et là quelques zônes hémorrhagiques, où on ne trouve que des globules sanguins épanchés. Cellules nerveuses non atrophiées mais granuleuses, et présentant une pigmentation exagérée. — Après imbibition dans l'alcool, on trouve dans la région cervico-dorsale les hémorrhagies et la dilatation vasculaire ; dans la région dorsale, suflusion sanguine sous-méningée autour des racines postérieures ; dans la région lombaire, substance grise épaissie, vascularisée, avec quelques points hémorrhagiques. »

M. Liouville (1) avait déjà signalé, sous le nom de *zônes marbrées,* un changement spécial de coloration en certains points du système nerveux, dans deux affections convulsives, le tétanos et la chorée. Toutes les autopsies de tétanos qu'il a faites lui ont montré la même vascularisation des centres nerveux et des méninges, la même coloration *hortensia* de la substance grise.

Nous pourrions citer bien d'autres faits où, congestion à part, l'anatomie pathologique n'a pas donné de résultat. Ainsi, à l'autopsie d'une enfant de huit ans, morte dans le service de M. Bouchut, à la suite d'un tétanos qui n'avait pas duré moins de onze jours, le cerveau et la moelle, examinés dans le laboratoire du professeur Robin, n'ont présenté aucune altération de leurs éléments (2). Telles sont encore les quatre autopsies de Ranvier, faites au Val-de-Grâce (3). Les pièces ont été recueillies de quatre à douze heures après la mort ; des coupes de la moelle,

(1) *Société de biol.,* 1869, p. 149.
(2) *Bull. de thérap.,* 30 avril 1868.
(3) Dujardin-Beaumetz, *De la myélite aiguë,* thèse d'agrégation, 1872, p. 67.

R.　　　　　　　　　　　　　　　　　　3

pratiquées à différentes hauteurs, n'ont jamais rien offert d'anormal.

Organes. — La congestion, presque toujours notée dans les centres nerveux, occupe en même temps la plupart des organes; elle est due aux efforts musculaires ou à l'asphyxie. A ces causes doivent être rapportées la rougeur de l'estomac, signalée par Andral, celle du pharynx, et peut-être celle des nerfs, trop souvent considérée comme une lésion essentielle du tétanos. L'engorgement des *poumons* se place ici au premier rang, et peut aller jusqu'à la broncho-pneumonie, comme le prouvent certains faits que je mentionnerai plus loin. Quant au *cerveau*, c'est au même titre apparemment qu'on y trouve de la congestion; car il est impossible d'admettre une lésion primitive de cet organe, dans une maladie qui respecte les fonctions intellectuelles. Je note à ce point de vue la congestion intense de la masse encéphalique déjà vue par Huguier, l'injection et la teinte *hortensia* signalées dans une observation de M. Le Fort (1), et l'opinion hasardée du professeur Rose (2), qui trouve le cerveau plus dur, pesant 1,502 gr. au lieu de 1,424 (poids moyen de l'adulte), et n'est pas loin d'y voir le siége de la maladie. D'autre part, Michaud dit expressément qu'il a toujours trouvé au cerveau son apparence normale. Cependant, les tétaniques

---

(1) *Gaz. des hôp.*, 1870, p. 246.
(2) *Comp.* de Pitha et Billroth, art. *Tétanos*, p. 76.

délirent dans les cas graves; et il est permis d'attribuer ce phénomène à l'intensité de la congestion
médullaire, qui se propage à l'encéphale.

Tout compte fait, j'arrive à ce résultat : *la congestion est le seul fait général.* Les lésions inflamma-
toires, tardives ou précoces, sont de leur nature contingentes et consécutives. Aussi bien faut-il accepter la
remarque judicieuse de Niemeyer (1) : si la moelle
était réduite en détritus, comme dans certaines myélites graves, ou ses éléments désorganisés d'une
autre manière, elle ne pourrait plus donner lieu à
des impulsions motrices ; aussi les troubles qui exagèrent ces impulsions se dérobent-ils entièrement à
l'étude anatomique.

Mais cette congestion de la moelle, que signifie-t-
elle à son tour, et quelle est son origine ? Si elle est
consécutive, comme le dit M. Vulpian (2), à quelque
trouble des éléments nerveux, dont le misroscope ne
révèle pas l'existence, et qui n'entraîne pas toujours
des altérations visibles, alors il faut faire un pas de
plus, et demander d'où vient ce trouble caché, qui
tient à la fois sous sa dépendance les lésions contingentes, l'hypérémie et les spasmes. Résulte-t-il immédiatement de l'excitation périphérique ? Est-il su-
bordonné à quelque autre agent ? A ne regarder que
les faits anatomiques, le problème demeure inso-

(1) *Éléments de path. int. et de thérap.*, Paris, 1869, t. II, p. 421.
(2) *Dictionn. encycl. des sciences médic.*, art. *Moelle*, p. 492.

luble. Et, puisque nous ne savons rien encore, profi-
tons de la dernière ressource qui nous reste : adres-
sons-nous à la physiologie.

PHYSIOLOGIE PATHOLOGIQUE

Si nous doutions encore des liens étroits qui unis-
sent la clinique et la physiologie, l'étude des discussions et des travaux dont le tétanos a été l'objet pendant ces dernières années suffirait à dissiper l'erreur,
et donnerait pleinement raison au savant illustre qui
a tant contribué à constituer chez nous la médecine
scientifique (1). Malheureusement, elle montrerait
aussi combien peu souvent se justifie le vieil adage :
Naturam morborum ostendunt curationes.

Et cependant bon nombre d'auteurs ont trouvé
dans l'action du traitement des arguments à l'appui
de leurs idées pathogéniques. J'en tiendrai compte
chemin faisant ; mais mon attention se portera
d'abord sur le phénomène essentiel de la maladie, le
spasme tétanique.

Toutes les idées qu'on a émises sur la nature de
ces convulsions se résument en deux théories d'une
importance très-inégale : la *théorie musculaire* et la
théorie nerveuse. Je puis me débarrasser de la première en peu de mots.

____

(1) Cl. Bernard, *Introduction à l'étude de la méd. expérim.*

Théorie musculaire.

On la trouve en germe dans l'opinion de Stutz, qui attribue le tétanos à une accumulation d'oxygène dans les muscles. Plus récemment, le Dr Martin de Pedro (1) est arrivé aux conclusions suivantes :

« Caractérisé par la contraction permanente des muscles et toujours produit par le refroidissement, le tétanos est localisé dans le système musculaire; c'est une contracture d'origine périphérique. La lésion anatomique primordiale est dans le tissu fibro-conjonctif qui entoure la fibre charnue, et l'élément morbide général est catarrho-rhumatismal. En empêchant la *respiration musculaire*, il produit l'*asphyxie musculaire* par l'intoxication du sang veineux. — Le cours du tétanos est celui du rhumatisme, et ses phénomènes critiques se font de même par la peau et les reins. Il se complique d'endo-péricardite. — Adoucir la contraction et provoquer la sueur sont les deux bases principales du traitement. — Ce n'est donc ni une névrose, ni une inflammation des centres; la maladie est localisée dans le tissu musculaire, et les lésions anatomiques se rapportent à l'asphyxie. »

C'est faire trop bon marché du système nerveux, dans une maladie où nous voyons une plaie du gros orteil se compliquer de trismus. Si le rhumatisme est

(1) *Nueva doctrina acercu del tetanos y de su curacion, Union médic.* 1869, t. VIII, p. 553.

seul en cause, que vient faire la blessure ? Servirait-
elle de porte d'entrée à cet *élément morbide général ?*
Le tétanos idiopathique lui-même ne fournit pas d'arguments à la théorie ; c'est une maladie *a frigore*, mais
rien ne prouve qu'elle dépende de la *diathèse* rhuma-
tismale ; et l'influence du froid s'explique de toute
autre façon. C'est abuser de l'indépendance de l'irritabilité hallérienne que de localiser dans les muscles
une contracture dont l'origine nerveuse n'a vraiment
plus besoin d'être défendue.

Théorie nerveuse.

Adoptée par l'immense majorité des observateurs,
la théorie nerveuse, dans ses traits généraux, est
établie sur des bases solides. Les difficultés n'apparaissent qu'en pénétrant dans les détails ; alors seulement la dissension éclate entre névristes et humoristes.

Il faut dire que l'état peu avancé de nos connaissances sur une foule de points tient, en partie,
à l'insuffisance de la *pathologie expérimentale.* Cette
précieuse méthode d'analyse scientifique n'a presque
rien donné qui puisse nous éclairer sur la pathogénie
du tétanos, et il n'est pas de maladie qui justifie
mieux ce que dit un de nos éminents professeurs (1) :
« Il nous est donné de créer chez les animaux des

(1) Charcot, *Leçons cliniques sur les mal. des vieillards*, 2ᵉ série
1ᵉʳ fasc., p. 25. Paris, 1867.

états morbides variés... C'est surtout dans ces dernières années, après l'impulsion donnée par Magendie, que la pathologie expérimentale s'est réellement constituée et a pris tout son essor... Toutefois
les brillants résultats qu'elle a déjà fournis dans sa
courte carrière ne doivent pas nous faire oublier que
de certaines limites paraissent lui être imposées. »
Si habiles que nous soyons, en effet, pour reproduire des *phénomènes pathologiques*, nous constatons
maintes fois notre impuissance à créer des *maladies*.
Nous faisons naître à volonté des *convulsions réflexes*,
nous ne faisons pas un *tétanique*. Nous provoquons
par la strychnine des spasmes artificiels, mais ce n'est
jamais qu'un empoisonnement par la strychnine.

Si nous demandons quel rôle joue la blessure des
nerfs dans la pathogénie du tétanos, la pathologie
expérimentale est bien pauvre de faits pour nous répondre. Brown-Séquard, il est vrai, a provoqué des
phénomènes tétaniques en enfonçant un clou dans la
plante d'un animal. Mais Brown-Séquard n'a réussi
qu'une fois, et Weir-Mitchell a échoué dans plus de
soixante-dix expériences de lésions nerveuses exécutées surdes animaux (1). Arloing et Tripier ont vainement eu recours aux irritations mécaniques et au galvanisme (2). Quant à d'autres expériences de Brown-
Séquard, où l'on voit des spasmes toniques alterner

(1) Weir-Mitchell, *Des lésions des nerfs et de leurs conséquences*,
traduction. Dastre, 1874.
(2) *Arch. de phys.*, 1870, p. 240.

avec des convulsions épileptiformes, j'en examinerai plus loin la valeur.

Si nous cherchons vers les centres, nous voyons bien les sections de la moelle produire des convulsions (1); celles des racines postérieures être suivies de tétanos dans le membre anesthésié, un ou deux jours après l'opération chez les grenouilles (2). Mais tous ces faits, que peuvent-ils avoir de commun avec l'état physiologique des centres nerveux qui, chez l'homme, produit le tétanos ?

Les effets de la strychnine méritent de nous arrêter davantage, car nous verrons plus loin qu'ils prêtent un appui sérieux à la théorie humorale. Cet agent modifie la moelle de telle façon, que la moindre excitation périphérique suffit à déterminer l'acte réflexe. Au début des accès provoqués, les muscles sont en état de contraction tonique; au bout de quelques instants, des oscillations se produisent, d'abord très-fréquentes, puis bientôt ralenties, d'amplitude croissante, et finissant par constituer des convulsions cloniques. La strychnine paraît tuer les animaux en les rendant si excitables aux impressions sensitives, qu'ils épuisent leurs nerfs dans les mouvements réflexes consécutifs. On peut, en cessant d'exciter l'animal, le mettre en état d'éliminer l'agent toxique. Le lendemain, on trouve la grenouille reposée, capable

(1) Brown-Séquard, *Arch. de phys.*, 1869 et 1870, *passim*. — Cl. Bernard, *Leçons de pathol. exp.*, 1872, p. 226. — *Dictionn. encycl. des sciences médic.*, art. *Mœlle*, p. 476 et suiv.

(2) Brown-Séquard, C. R. de la *Société de biol.*, 1849, p. 15.

de fournir encore des mouvements tétaniques, mais bien moins complets et bien moins prolongés (1). Evidemment, je n'ai pas décrit, dans ces quelques lignes, un tétanos vrai; mais il y a là un fait expérimental important, dont je devrai tenir compte dans la discussion des théories opposées.

Tout ce que j'ai dit semble converger vers cette notion élémentaire : *l'essence du tétanos est un acte réflexe.* Et je ne veux pas renouveler ici les définitions classiques du pouvoir excito-moteur de la moelle, ni m'attarder dans une étude de physiologie normale (2). Mais, puisque l'agent qui augmente l'excitabilité médullaire n'est pas le même pour tous les observateurs, je vais demander d'abord aux plus réservés d'entre eux quel peut être cet agent.

« Il peut se produire, dit M. Vulpian, une modification de la moelle et une exagération de son excitabilité, sans lésion directe de cet organe, comme le montre, par exemple, le tétanos qui survient, dans quelques cas, à la suite des plaies. L'excitation des nerfs sensitifs intéressés dans la plaie va agir sur la substance grise de la moelle, en y déterminant une irritabilité exagérée, et produit une stimulation réflexe, soit permanente, soit par accès, de certains nerfs moteurs; d'où les spasmes toniques qui caractérisent cette affection (3). »

(1) Marey, *Du mouvement dans les fonctions de la vie,* 1868, p. 400.
(2) *Dictionn. encycl. des sciences médic.,* art. Moelle, p. 440.
(3) *Leçons sur la phys. gén. et comp. du syst. nerveux,* 1866, p. 443.

« L'influence des lésions nerveuses périphériques, dit Hallopeau, sur le développement du tétanos n'est pas contestable ; certains auteurs cependant lui attribuent une origine toxique. On peut invoquer, à l'appui de cette hypothèse, l'analogie que présentent les convulsions du tétanos traumatique avec celles de l'empoisonnement par la strychnine et de l'hydrophobie, ainsi que les expériences dans lesquelles M. Vulpian a vu l'introduction dans le sang de matières putrides amener une exaltation des phénomènes réflexes... Il n'est donc pas absolument certain que les altérations des nerfs soient la cause efficiente du tétanos, mais elles occuperaient toujours le premier rang parmi les causes adjuvantes, quand même la théorie de l'intoxication devrait triompher (1). »

Cette double citation met' en présence les deux opinions secondaires qui sont aujourd'hui en lutte. Les deux auteurs, cependant, signalent d'un commun accord l'exaltation des phénomènes réflexes, analysée en termes précis par M. Jaccoud, dans le passage suivant (2) : « Lorsque la puissance excito-motrice de la moelle est élevée à son maximum, les mouvements réflexes incoercibles provoqués par cette hyperkinésie présentent trois caractères distinctifs : ils ont la forme de contractions continues qui maintiennent les parties dans une position fixe ; ils per-

(1) *Des accidents convulsifs dans les maladies de la moelle épinière,* thèse de Paris, 1871, p. 18.
(2) *Traité de path. int.,* 1869, p. 439.

sistent avec une force sensiblement égale aussi longtemps que le pouvoir excito-moteur de la moelle
n'est point épuisé par son exagération même; l'intensité et la généralisation des phénomènes convulsifs
sont en rapport direct avec l'accroissement de l'excitabilité du centre spinal, mais elles n'ont aucune relation avec l'intensité ou l'étendue de l'excitation
initiale, c'est-à-dire qu'une excitation très-limitée à
la périphérie provoque, dans ces conditions, des
secousses toniques généralisées. »

Mais tout n'est pas dit quand on a parlé d'action
réflexe. Je pense, avec M. Verneuil, que la décou-
verte et l'étude approfondie de ces phénomènes
constituera un des plus beaux titres de gloire de la
médecine au xix⁵ siècle (1). Je ne crois pas, avec
M. Chauffard, que l'action réflexe soit devenue en
pathologie la plus banale et la plus insignifiante
des explications (2). Mais, à mon avis, ce *fait* physiologique d'une importance majeure, et tellement
général qu'on ne saurait, pour ainsi dire, l'invoquer trop souvent, n'est à aucun titre une *explication*. L'incertitude qui règne encore sur la pathogénie
du tétanos est la preuve de ce que j'avance.

Bon nombre d'auteurs ont cependant pris parti,
et de leurs opinions divergentes sont nées deux
théories secondaires, deux subdivisions de la théorie nerveuse, la *nerveuse absolue* et l'*humorale*.

---

(1) Acad. de méd., *Discussion sur l'alcoolisme,* séance du 14 février 1871.

(2) *Ibid.,* séance du 24 janvier.

a. *Théorie nerveuse absolue.* — J'appelle ainsi l'opinion qui considère la lésion des extrémités nerveuses ou des conducteurs comme la source unique du phénomène réflexe, et qui admet l'irradiation par les nerfs, en rejetant l'idée d'une infection par le sang. Beaucoup de faits peuvent être allégués en sa faveur.

Bien que j'aie accusé tout à l'heure la pathologie expérimentale d'être pauvre en arguments, je citerai d'abord quelques *expériences*. Brown-Séquard provoque l'épilepsie chez le cobaye par la section du poplité interne ou du sciatique; mêmes résultats par la compression des nerfs entre les mors d'une pince. Or, ces lésions nerveuses n'ont rien de spécifique; et, bien que nous ignorions la cause intime de leur action, force nous est bien de l'admettre, sans faire intervenir le moindre empoisonnement. L'épilepsie, il est vrai, n'est pas le tétanos; mais l'analogie me permet d'y faire allusion, et d'ailleurs, on a vu ces deux espèces de convulsions se produire indifféremment sous l'influence des mêmes causes; dans plusieurs expériences, les accès de rigidité ont alterné avec les secousses épileptiformes et le tremblement convulsif.

D'autre part, ne voyons-nous pas chez nos blessés des crampes tétaniformes, des spasmes causés par la névralgie, qui impliquent une participation de la moelle, et qui cependant ne peuvent être mis sur le compte d'une intoxication (1)? Comme dans les

______

(1) Verneuil, *Des névralgies traumat. second. précoces, Arch. gén. de méd.*, 1874, vol. II, p. 686.

expériences de Brown-Séquard, une lésion sans caractère spécial produit chez l'un une contracture, chez l'autre un accès clonique, parfois enfin le tétanos vrai.

Puisque j'arrive à parler des *faits cliniques*, je dois rappeler les observations qui mettent en lumière l'importance de la lésion nerveuse : les faits classiques de Larrey, Dupuytren, Descot; les corps étrangers souvent rencontrés sur le trajet ou dans l'épaisseur des nerfs, les lacérations diverses, les débris organiques mortifiés, irritants, auxquels Letiévant fait jouer un rôle considérable (1). Je dois à l'obligeance de M. le docteur Dubuc la relation d'un fait observé par lui pendant la guerre, et dans lequel le tétanos s'est développé à la suite d'une fracture compliquée du calcanéum. On trouva à l'autopsie, sur le nerf tibial postérieur, une plaie comprenant les deux tiers de son épaisseur, et produite par la balle qui avait fracturé l'os. La perte de substance était contuse, déchiquetée, et le cordon nerveux très-vascularisé au-dessus et au dessous d'elle. Je ne saurais dire à laquelle des deux lésions doivent être rapportés les accidents; mais avec l'auteur, j'accuserais plutôt celle du nerf, sinon toutes deux à la fois.

Les cas où la blessure porte sur les dernières ramifications nerveuses sont cependant les plus nombreux. « S'il en était autrement, dit Weir-Mitchell, j'aurais moi-même rencontré le tétanos beau-

(1) *Traité des sections nerveuses*, 1873, p. 314.

coup plus souvent que cela ne m'est arrivé parmi les centaines de blessures de troncs nerveux dont j'ai recueilli les observations. » Mais quelquefois alors, l'altération invisible des nerfs s'annonce par des *éclairs de douleur*, qui marquent le début du tétanos. Douleur et contraction partent de la blessure, irradient à tout le membre et se généralisent. Telle est une des formes que j'aurai à décrire, bien qu'on l'ait séparée du tétanos (1). J'ai déjà signalé un mémoire de M. Blain (d'Épernay), et un rapport de M. Verneuil à la Société de chirurgie (2), qui insistent sur la douleur prodromique, dans les cas même où le tétanos paraît débuter par le trismus. J'y insiste à mon tour, car elle nous permet de suivre, pour ainsi dire, l'influence émanée de la blessure.

Il est des cas où le traumatisme ne révèle rien, et où cependant l'esprit se refuse à rien admettre en dehors de l'irradiation nerveuse. Peut-on croire à un autre mécanisme dans l'exemple de tétanos foudroyant qui, au dire de Bardeleben, fit périr en un quart d'heure un nègre qui s'était blessé au pouce ?

Enfin, j'ai dit plus haut que certains *traitements* viennent à l'appui des théories pathogéniques. L'histoire de la *névrotomie* est là pour le démontrer. Si la section d'un nerf blessé suffit à dissiper les accidents, la théorie nerveuse absolue en est singulièrement

(1) Follin, *Traité élém. de path. ext.*, t. I, p. 468. — W. Colles *On traumatic spasms, Dublin Quarterly Journal*, february 1852.
(2) *Gaz. des hôp.*, 1874, p. 749.

fortifiée. Or, sans rappeler l'expérience dans laquelle Brown-Séquard, après avoir enfoncé un clou dans la plante d'un animal, fit cesser les phénomènes tétaniques par la section du nerf, je puis citer un certain nombre de faits où la névrotomie eut un résultat positif. M. Demarquay, en 1870, en signalait un à la Société de chirurgie, d'après M. Lestival, de Lyon (1); deux autres, de Rizzoli et de Martinelli, sont analysés dans la *Gazette hebdomadaire* (2); mais il faut surtout consulter la thèse de Laurent (3), et mieux encore, l'ouvrage de Letiévant (4). Ce dernier, après avoir exposé les raisons théoriques qui militent en faveur de la névrotomie, compare la blessure dans le tétanos à l'élément de Bunsen dans un appareil d'induction : « C'est le foyer producteur de courants qui vont se modifier et s'augmenter dans les multiplicateurs. En coupant les conducteurs de l'élément, on supprime le jeu de la machine; de même, en sectionnant le nerf conducteur des incitations tétaniques, on supprime celles-ci et on suspend les désordres généraux. » Bien que leurs recherches pathogéniques aient été, comme je l'ai dit, négatives, Arloing et Tripier, partant de la théorie nerveuse absolue, ont aussi préconisé la section des nerfs. En résumé, les névrotomistes n'ont pas enregis-

(1) *Gaz, des hôp.*, 1870, p. 171.
(2) *Gaz. hebd.*, 1873, p. 502.
(3) *De l'intervention chirurgicale dans le traitement du tétanos traumatique*, Paris, 1870.
(4) *Traité des sections nerveuses*, p. 306.

tré un grand nombre de succès ; mais il faut considérer, avec M. Vulpian, que l'irritation amène tôt ou tard dans la substance grise des changements tels, que l'interruption des relations entre cet organe et les fibres nerveuses lésées à leur périphérie, ne saurait faire cesser la tendance aux convulsions. D'ailleurs, je n'examine pas la valeur curative de la névrotomie, et il me semble qu'au point de vue pathogénique, un petit nombre de faits positifs ont ici une importance capitale.

Je trouve un argument semblable en faveur de la théorie nerveuse, dans un cas où l'ablation d'une cicatrice récente fit cesser les phénomènes tétaniques (1). Mêmes résultats obtenus par Larrey, en détruisant des cicatrices au moyen du fer rouge.

Tous ces faits, que je pourrais multiplier, suffisent déjà pour porter un jugement sur la théorie nerveuse absolue. Défendue avec autorité par Brown-Séquard, Giraldès, Verneuil, elle a trouvé peu d'adversaires en France. Et cependant, à voir les choses de près, n'offre-t-elle pas une lacune ? Pourquoi toutes les irritations, quels que soient leur siége, leur forme, leur intensité, sont-elles aptes à provoquer le tétanos ; et pourquoi, d'autre part, un si petit nombre de blessures en sont-elles suivies ? Cette question, suscitée par la louable ambition de pénétrer toujours plus avant dans les phénomènes, et d'en chercher la rai-

---

(1) Annandale, *Case of chronic tetanus*, etc., *Edinburgh Med. Journal*, novembre 1873, p. 400.

son dernière, a porté bon nombre d'auteurs à forger une hypothèse, qui satisfaisait leur esprit sans valoir mieux peut-être que la *prédisposition individuelle* : c'est l'idée d'un poison qui, absorbé par la plaie, va irriter directement la moelle, en exagérant sa puissance réflexe.

b. *Théorie humorale.* — Commençons par établir que la théorie *humorale* est en même temps *nerveuse*, et qu'elle ne contredit en rien l'acte réflexe. La moelle serait, en effet, placée par l'agent toxique dans des conditions telles que toutes les influences extérieures, les moindres irritations de la peau, les chocs les plus légers mettraient en jeu son activité et détermineraient des impulsions motrices. La question ainsi posée donne satisfaction à la physiologie, et résume fidèlement l'ensemble des symptômes.

Il faut dire que la théorie humorale compte des arguments sérieux et peut répondre à quelques objections. Aussi la voyons-nous adoptée par de bons esprits, Benjamin Travers, Roser, Richardson, Billroth. « J'incline fortement aujourd'hui, dit ce dernier auteur, vers une interprétation humorale du tétanos, et je considère cette affection comme une maladie d'intoxication, *spécifique*, sans cependant être en état d'apporter des preuves à l'appui de cette opinion. La considération que le tétanos peut être limité, ainsi que je l'ai observé, à une extrémité, voire même à une main, parle, il est vrai, beaucoup plus en faveur d'une cause locale, inhérente à un genre particulier de lésions nerveuses. » Je n'ai eu garde de séparer ces deux phrases de la *Pathologie chirurgicale générale*, car la seconde est la réfutation de la première. J'ai déjà dit qu'on pouvait utilement rapprocher les spasmes localisés des convulsions tétaniques, pour montrer leur commune origine dans la blessure des nerfs. Plus tard, en étudiant les formes de la maladie, je montrerai qu'il est impossible de tracer cliniquement une limite entre les spasmes bénins et graves. Enfin, je souligne le mot *spécifique* employé par Billroth, et je le considère comme un aveu. On dit spécifique toutes les fois qu'on ne sait pas. C'est comme s'il avait écrit : « Ce poison, dont j'ignore absolument la nature et la provenance, n'est autre chose qu'une hypothèse. »

Dira-t-on aux humoristes que le tétanos *a frigore*, sans plaie, est un argument contre eux, et s'explique par l'irritation vive des papilles nerveuses ? Ils répondront que l'influence du froid sur le corps en sueur supprime les fonctions cutanées, détermine la rétention des produits excrétés par la peau, et provoque ainsi une *septicémie autochthone*, comme la suppression de la fonction rénale amène les accidents urémiques. Et ils invoqueront les faits de M. Vulpian, cités plus haut, où nous voyons les matières putrides amener une exaltation des phénomènes réflexes. Mais il leur faudra encore expliquer pourquoi les sueurs, spontanées ou provoquées dès le début, n'éliminent pas l'agent toxique et ne font pas cesser à temps l'excitation médullaire.

Plusieurs faits douteux ou d'une interprétation difficile leur serviront encore. Ainsi, ils chercheront à expliquer l'*épidémicité* par la *contagion,* et diront que le tétanos est plus fréquent dans les hôpitaux qu'en ville (1), plus fréquent à la ville qu'à la campagne (2). Ils noteront qu'on l'a observé chez deux ou trois malades occupant le même point d'une salle, qu'on en a vu plusieurs cas successifs dans le même service, les salles voisines étant épargnées. Je leur répondrai qu'au dire d'autres auteurs (3), on le rencontre plus souvent chez les habitants de nos campagnes, et qu'il survient plutôt chez les femmes accouchées en ville que dans les maternités (4).

S'ils semblent comprendre avec peine qu'une irritation partie d'un point limité n'agisse pas localement sur la moelle et se diffuse au contraire à toute son étendue, comme peut le faire un agent transporté par les vaisseaux, il faudra leur rappeler que *la substance grise est l'organe de la dispersion des irritations,* et qu'en dépit des lois de Pflüger, « l'excitation réflexe irradie dans tous les sens » (5). S'ils demandent pourquoi les accidents débutent par le trismus, il faudra citer cette proposition de Pflüger :

(1) Arloing et Tripier, *Expér. relatives à la pathogénie du tétanos* (*Société de biol.,* 1869, C. R. p. 337).

(2) Leclerc, *Considér. sur le tétanos traumatique,* thèse de Paris 1872, p. 51.

(3) Pitre-Aubinais, *Revue médico-chirurg.,* t. V.

(4) Blachez, *Du tétanos puerpéral* (*Gaz. hebdom.,* 1874, p. 394.)

(5) Cayrade, *Sur la localisation des mouvements réflexes* (*Journal de l'Anatomie* de Robin, 1808, t. V, p. 346).

« Les mouvements réflexes sont locaux ou généraux. Ceux qui sont locaux ont lieu par l'intermédiaire des racines motrices situées au même niveau que les racines sensitives excitées, ou des nerfs qui ont leur origine dans la moelle allongée (1) ».

En résumé, je reconnais bien, avec M. Joffroy, que l'hypothèse de l'action réflexe est entièrement satisfaisante, si l'on suppose que le pouvoir excito-moteur de la moelle a été précédemment accru, comme dans le strychnisme (2). Mais il y a vraiment des cas où l'hypothèse d'un poison est par trop arbitraire : tels sont les tétanos traumatiques sans plaie, dans les fractures simples ou les contusions légères, et ceux qui ont pour point de départ une plaie cicatrisée.

Le strychnisme lui-même ne donne qu'un raisonnement par analogie, mais ne fournit aucune preuve réelle. J'ai montré plus haut que les secousses franchement intermittentes, et à marche particulière, de cet empoisonnement, n'ont pas absolument les caractères du tétanos de l'homme.

CONCLUSION.

L'étude des *causes* et celle des *lésions* nous avaient laissés dans l'incertitude ; celle de la *physiologie pathologique* a mis en présence deux opinions rivales. L'une repose sur une idée ingénieuse, très-souvent

(1) *Dictionn. encycl. des sciences médic.*, art. *Moelle*, p. 454.
(2) *Société de biol.*, 1872, M. p. 17.

plausible, jamais démontrée ; on aurait tort de la rejeter sans examen, mais les objections qu'elle soulève, et qui n'apparaissent pas d'abord, semblent irréfutables. Dans cette opinion, l'*hypothèse pure* est souveraine, et cela seul doit suffire pour nous mettre en défiance. L'autre, malgré ses desiderata, s'appuie sur des arguments positifs, sur des faits qui sans elle demeurent inexpliqués. Aussi, tout en avouant que nous sommes loin de tout savoir, semble-t-il nécessaire de rejeter la première et d'adopter la seconde.

Je suis pour les névristes contre les humoristes, et je pense que, s'il nous est donné de pénétrer plus avant dans la solution du problème pathogénique, c'est dans la voie ouverte par nos maîtres à la Société de chirurgie qu'il faut multiplier nos efforts. J'avais pour guide, dans la recherche de cette vérité, quelques phrases remarquables qui posent nettement la question :

« La somme des inconnues l'emporte sur celle des notions certaines. La seule étiologie est composée d'une foule d'assertions banales ou contradictoires, plus ou moins vraies, sans doute, mais trop générales et qui ne servent guère dans un cas donné. On nous dit bien que le tétanos succède le plus souvent aux plaies contuses, que son apparition est favorisée par le froid ou le refroidissement, que certaines races y sont particulièrement prédisposées. Mais que penser de ces généralités, quand nous voyons la maladie ne respecter aucun âge, aucune constitution, aucune blessure ; — sévir depuis le premier jour jusqu'au moment où la plaie est presque fermée ; — apparaître même en l'absence de toute violence externe ; — se montrer avec une égale fréquence en Islande et sous l'équateur; — décimer aussi bien les Espagnols du nouveau monde que les nègres africains et les pâles naturels du Groënland, et même, car il n'est pas nécessaire de sortir de France pour trouver des faits inexpliqués, attaquer beaucoup plus souvent les habitants de nos campagnes que les blessés reçus dans les grands hôpitaux des villes...

« Sceptiques, indécis et résignés, voilà, si je ne me trompe, où en sont les praticiens pour la plupart. Quelques-uns cependant, et je me range de leur côté, n'acceptent qu'avec peine ce fatalisme. Ils cherchent, sinon avec succès, du moins avec ardeur, une voie moins stérile... En ce qui touche la nature du mal, ils ont, de concert avec les physiologistes, promulgué une très-importante vérité en assimilant le tétanos aux *névroses d'ordre réflexe*, telles que l'hystérie, l'épilepsie, l'éclampsie, dans lesquelles, d'un point d'irritation primitive caché ou découvert, mais plus ou moins circonscrit, partent des irradiations centripètes parvenant jusqu'à la moelle épinière, et l'excitant de telle manière qu'elle envoie à son tour, dans la direction centrifuge, des ordres violents et tumultueux aux muscles les plus divers.

« De cette donnée découlent des indications nombreuses et utiles : chercher le point irrité en question, — découvrir la lésion matérielle qu'il présente, —

étudier cette lésion dans ses causes, son origine, sa durée, sa curabilité possible, difficile ou impossible, — savoir pourquoi et dans quel cas l'irritation locale excite si spécialement la moelle épinière, — quelles modifications temporaires ou durables elle amène dans la constitution histologique de ce centre nerveux, — par quels motifs les décharges périphériques ont des siéges d'élection, tantôt limités à certains districts musculaires, tantôt se généralisant à la musculature tout entière, ne respectant guère plus la fibre lisse que la fibre striée... *Irritation locale, lésions médullaires et contractures*, telles sont les trois sources de danger qu'il faudra toujours surveiller, et que la thérapeutique a la triple mission de combattre (1). »

(1) Verneuil, *Gaz. des hôp.*, 1874, p. 773.

MARCHE

Étudier la marche du tétanos, c'est tracer le tableau des phénomènes cliniques, de leur enchaînement, de leur subordination, dans les formes diverses que peut revêtir la maladie. Tous les exemples sont loin d'offrir une évolution identique, et on trouve dans ces variétés des éléments précieux, non-seulement pour édifier la pathogénie, mais aussi pour surprendre le mal à son début, pour prévoir sa gravité, pour instituer un traitement rationnel. C'est de leur comparaison attentive que pourra se dégager quelque progrès thérapeutique, et c'est ce désir de progrès qui nous inspirera dans la recherche des faits cliniques.

Je prendrai, comme *type général* de description, un tétanos traumatique de l'adulte et de moyenne intensité; j'y consignerai les souvenirs que, comme tant d'autres, j'ai pu recueillir dans ces quelques années. La description terminée, je reviendrai sur quelques symptômes importants, et j'en ferai l'*ana-*

lyse. Connaissant alors les phénomènes communs à la plupart des cas, j'aborderai l'étude des principales *formes* s'écartant plus ou moins du type, et je les classerai arbitrairement d'après certaines *circonstances étiologiques,* d'après le *mode de début,* le *degré de généralisation* des spasmes, la *durée* de la maladie.

TYPE GÉNÉRAL.

Le tétanos débute, en général, dans les quinze premiers jours qui suivent le traumatisme. Mais j'ai signalé déjà les plus grandes variétés, depuis le spasme foudroyant qui éclate aussitôt après la blessure, jusqu'aux convulsions tardives des plaies en voie de cicatrisation, ou même cicatrisées.

Le malade se présente avec un léger *trismus.* Il appelle tout d'abord l'attention du chirurgien sur la constriction modérée des mâchoires, mais ne signale aucun signe précurseur, aucun phénomène douloureux dans la partie blessée; la plaie n'a pas changé d'aspect, et le diagnostic se fait d'ordinaire, à cette période, d'après la contracture limitée aux muscles masticateurs. Souvent s'y ajoute déjà un peu de raideur de la nuque; mais les phénomènes peuvent être longtemps bornés au trismus. Les dents s'écartent avec peine, la mastication est impossible; les joues, les tempes sont douloureuses; si on cherche à ouvrir la bouche, on provoque un léger paroxysme qui la ferme davantage.

Dès ce moment, la physionomie du blessé est caractéristique. Le *rire sardonique*, encore peu accentué, lui donne un air de contentement qui ne doit pas tromper l'observateur. Plus tard, la contraction des muscles du visage exprimera, pendant les accès, une vive douleur, mais sans donner au facies un vrai caractère de tristesse. Et de fait, le malade a une certaine gaieté, il ne se croit pas gravement atteint, il est disposé à subir le traitement, et pendant longtemps encore, si le cerveau n'est pas envahi, si le délire ne survient pas, ce sera un *bon malade*.

Peu à peu la scène change, et nous entrons dans la *période d'état*. Les mâchoires sont fortement serrées, mais il est rare qu'on ne puisse les écarter assez, dans l'intervalle des accès, pour introduire des aliments liquides. Le rictus devient plus étrange, le front est ridé, les yeux à demi fermés par la contraction des orbiculaires; la tête est immobilisée par le spasme douloureux de la nuque, et celui-ci annonce l'*envahissement* plus ou moins rapide de tous les muscles du corps. La région cervico-dorsale se courbe en arc; mais déjà la contracture a gagné d'autres parties, et, d'ordinaire, un certain ordre préside à l'envahissement. Après la tête et le cou, c'est dans les membres inférieurs qu'il faut chercher la rigidité musculaire; les adducteurs se prennent, et en même temps les muscles abdominaux. Le ventre est dur et déprimé, on sent sous la peau la corde formée par le grand adducteur, et le malade se plaint de vives douleurs dans les aines; enfin, à ce degré de l'évolution, se complète peu à peu et arrive à son maximum la raideur des jambes, de l'abdomen et du tronc. L'*opisthotonos* est alors à son comble.

Viennent ensuite les membres supérieurs. Plus vite atteints dans les cas graves, épargnés jusqu'au bout dans les cas bénins, ils se raidissent toujours après les régions précitées, dans les formes moyennes dont je trace le tableau. Quand leur tour est venu, le spasme est à peu près *généralisé,* le corps entier est inflexible et on peut le soulever tout d'une pièce à la surface du lit. Mais alors même, tout un groupe de muscles est encore indemne : la respiration se fait librement. De l'intégrité ou de la participation des agents respiratoires dépend le salut ou la mort du malade ; de l'époque où le spasme fondra sur eux, dépend la longueur de la maladie.

Jusqu'ici, j'ai décrit l'état permanent, la raideur soutenue qui fait souffrir le patient, mais qui n'est rien encore auprès des *paroxysmes.* De temps à autre, en effet, survient une crampe violente, un accès de convulsion tonique durant quelques instants, accompagné d'une extrême douleur, et pendant lequel le malade reste silencieux ou pousse des gémisse-ments inarticulés. Le moindre attouchement, le plus petit mouvement du lit, le plus léger effort pour parler ou pour avaler, l'impression la plus fugitive, suffisent pour éveiller l'acte réflexe. Parfois même les accès se rapprochent, et arrivent à se succéder sans cause appréciable. En tous cas, ils ont pour effet d'exagérer les attitudes que produit la raideur per-manente, de porter à son maximum la contracture des muscles les premiers atteints, et de l'éveiller momentanément chez d'autres, qui tout à l'heure étaient relâchés. En d'autres termes, partout où le spasme est encore ou doit rester peu intense, on observe entre les accès des intervalles de repos absolu. A peine les muscles respiratoires offrent-ils d'abord des secousses passagères. Que si on voit la raideur permanente envahir quelques-uns d'entre eux, alors le tétanos est grave, et le danger imminent.

Très-souvent le corps est en *sueur,* même en l'absence d'une thérapeutique spéciale. Je trouve dans beaucoup de faits une vive *douleur épigastrique,* mais elle vient des muscles et non de l'estomac, car l'*appétit* se maintient, et n'était la dysphagie causée par le spasme des mâchoires et du pharynx, ou l'anorexie produite par l'opium, le malade prendrait avec plaisir les aliments qu'on lui offre. L'*insomnie* est complète, la *constipation* est ordinaire, la *dysurie* fréquente; quelquefois la rétention d'urine rend le cathétérisme nécessaire. Le nombre des *respirations* est normal ou augmenté; le *pouls* s'accélère pendant les accès, et atteint un chiffre élevé, si la fièvre survient; enfin la *température* offre des variétés remarquables, sur lesquelles j'insisterai plus loin. Je note en passant certaines *éruptions cutanées* rarement signalées, et qu'on attribue au tétanos lui-même, à l'opium ou au chloral.

Cependant l'*intelligence* demeure intacte, au moins pendant une longue période. Si le *délire* survient, sans doute par l'intensité de la congestion médullaire propagée au cerveau, c'est un signe pronostique de la plus haute gravité ; il accompagne généralement les températures élevées, et laisse peu de chances de guérison.

Comment va se terminer cette scène douloureuse ? Malheureusement, la *mort* en est le terme ordinaire, trop souvent même dans les cas de moyenne intensité. Le malade succombe asphyxié, soit dans un violent paroxysme, soit par la gêne progressive des mouvements respiratoires ; ou bien l'obstacle apporté à la déglutition par les muscles du pharynx et du cou, le fait mourir d'inanition ; ou bien encore les centres nerveux s'épuisent par l'excès même de leur activité. J'aurai bientôt à m'expliquer sur ces différentes causes de mort.

On a le droit cependant d'espérer la *guérison*, et de nombreux exemples, récemment publiés, ont quelque peu adouci le pronostic du tétanos. Alors les paroxysmes s'éloignent, et leur intensité diminue ; ils abandonnent d'abord certains groupes musculaires, qu'ils avaient peu touchés ; puis la raideur permanente s'efface peu à peu dans les autres, et les muscles se reposent dans l'intervalle des accès. Les sueurs, dit-on, sont favorables, ou même *critiques*. Enfin, tout rentre dans l'ordre, mais avec une extrême lenteur, et le malade, qui commence à jouir d'un sommeil réparateur, qui mange, parle et marche déjà, sent quelquefois se réveiller une contraction légère qui l'arrête un instant et disparaît. C'est alors qu'il faut craindre les *rechutes*, car la moindre imprudence, le moindre courant d'air peut réveiller la maladie, et tout remettre en question. En tous cas, la convalescence est longue, une grande faiblesse l'accompagne, et la forme que je viens de décrire doit durer un mois pour le moins.

ANALYSE DE QUELQUES SYMPTÔMES.

Je m'occuperai surtout de la *convulsion tonique* et de la *température*; je dirai un mot du *pouls*, et je noterai l'insuffisance de nos connaissances sur les caractères de l'*urine* et du *sang* chez les tétaniques.

Convulsion tonique.

Ce point m'a longuement arrêté dans la pathogénie, quand j'ai fait ressortir combien les conditions au milieu desquelles se développe la contracture nous édifient sur l'origine réflexe du tétanos. Mais je ne devais pas entrer dans une étude purement physiologique de la contraction musculaire; et, maintenant que je suis placé sur le terrain clinique, je dois mieux encore éviter cet écueil. Je me bornerai à quelques réflexions, que, selon moi, le clinicien n'a pas le droit de méconnaître.

J'ai dit que le tétanos est l'expresion de l'excitation maximum du pouvoir réflexe de la moelle. Or, comme nous l'a démontré la marche des symptômes, il y a dans cette excitation trois périodes : ascension, état, déclin. Au début de la maladie, la convulsion envahit un muscle relâché, puis l'abandonne dans le repos ; elle n'est pas *clonique,* mais elle est *intermittente.* Bientôt elle devient permanente avec paroxysmes, elle est franchement *tonique.* Plus tard encore, avant de céder complétement, elle alterne de nouveau avec des rémissions complètes.

Si maintenant, pour étudier non plus l'évolution totale, mais un spasme en particulier, j'étreins un muscle tétanique avec la pince myographique de Marey, je vois la convulsion commencer par une ligne ascendante à peu près verticale, et finir par une chute du levier avec deux ou trois oscillations ; puis je remarque à la suite une sorte de tremolo, une série de minimes oscillations produites par de petites contractions musculaires. Si on les compte, on arrive au début de la maladie à un chiffre de 312, et vers la période d'état à 660 par minute ; dans la période de déclin le chiffre devient de moins en moins élevé. La convulsion, d'ailleurs, est produite avec une extrême facilité pendant les deux premières périodes ; mais à la fin, on ne l'éveille plus qu'à l'aide de mouvements imprimés au membre ; elle se soutenait d'abord pendant deux ou trois minutes, elle ne dure plus que de quatre à cinq secondes (1).

Si je compare maintenant ces phénomènes avec ceux que je signalais plus haut dans l'empoisonnement par la strychnine, où on voit l'épuisement progressif de l'excitabilité nerveuse produire des se-

(1) Obs. prise dans le service du professeur Lorain, thèse de Leclerc, p. 20.

cousses musculaires de moins en moins fusionnées, et l'élimination du poison diminuer peu à peu le nombre et la violence des accès, n'aurai-je pas le droit de dire que l'étude analytique des symptômes a confirmé dans une large mesure les données physiologiques?

Mais il est d'autres points intéressants. Le tétanos est avant tout une contraction musculaire violente, soutenue, plus ou moins généralisée, et de plus une contraction *sans travail*. Ceci redouble l'intérêt qui s'attache à un fait clinique déjà notable au point de vue du pronostic : je veux parler de la marche de la température.

Température.

Depuis que la thermométrie chirurgicale est en honneur, beaucoup d'observateurs ont fixé leur attention sur cet élément de la maladie, parce qu'ils n'ont pas tardé à trouver quelque rapport entre l'élévation de la chaleur du corps et la gravité de l'affection. C'est dire que l'étude de la température ne peut être séparée de celle des *formes* que revêt le tétanos, non plus que de celle de ses *terminaisons*, qu'elle fait prévoir dans une certaine limite. Je devrai donc anticiper, dans les lignes qui suivent, sur ces deux parties de mon sujet; mais j'hésiterai d'autant moins à le faire, que plus tard ma tâche en sera facilitée.

Dans un travail communiqué à la Société de biologie (1), MM. Charcot et Bouchard ont établi une distinction intéressante entre les maladies à convulsions toniques, dans lesquelles la température augmente (tétanos, épilepsie), et celles à convulsions cloniques (paralysie agitante, chorée), où elle reste normale. Cependant, il ne faut pas croire que le tétanos s'accompagne toujours de ces températures élevées dont parlent certains auteurs (2).

Marche. — Chez beaucoup de sujets, le thermomètre ne monte à aucune époque de la maladie; et c'est ce qui a lieu surtout dans les formes lentes. Même avec des contractions musculaires très-étendues, disent Arloing et Tripier, on note tout au plus 38° ou 38° 1/5 dans le rectum. « J'ai vu, dit M. Verneuil, des tétaniques en état de contracture généralisée depuis quinze jours. Tout leur corps ne formait qu'une masse rigide, et cependant la température oscillait entre 37 et 38 degrés (3) ». Mais il faut dire aussi que bon nombre de tétanos terminés rapidement par la mort, sont tout aussi négatifs à ce point de vue. Si les deux observations de Wunderlich, que je trouve consignées dans l'*Union médicale* (4), sont des cas subaigus suivis de guérison, je puis noter d'autre part un fait de M. Ter-

(1) 1866, C. R., p. 112.
(2) *Wunderlich, Archiv der Heilkunde*, II, p. 547. — *Ibid.*, III, p. 175. — Billroth et Fick, *Vierteljahrsschrift der naturforschenden Gesellschaft in Zurich*, 1863, VIII, p. 427.
(3) *Gaz. des hôp.*, 1872, p. 1037.
(4) 1869, 3e série, t. VII, p. 427.

rier (1), où la maladie, commencée un quart d'heure après une ablation d'orteil, ne dura que deux jours avant l'issue fatale, et où les températures rectales ont été 38°, 37°6, 38°5.

Étudions maintenant les cas où la température varie; et notons tout d'abord que le tétanos n'a pas de *cycle* défini. On peut créer arbitrairement un certain nombre de types, mais toutes les variétés sont possibles.

Je suppose un tétanos de moyenne intensité, et dont la marche nous donne un tracé quelque peu étendu. Dans un premier type, nous voyons le trismus initial ne s'accompagner d'abord d'aucun changement de la colonne mercurielle, puis une légère élévation survenir avec l'envahissement des muscles. Ainsi la chaleur monte à 38°, 38°5, 38°9 (t. a.), et elle reste à peu près stationnaire pendant toute la maladie jusqu'à son déclin ; la guérison est marquée par une chute plus ou moins rapide vers l'état normal. Cette allure appartient à des cas favorables, mais il ne faut pas s'y tromper, des températures constamment médiocres ne sont pas un gage certain de guérison.

D'autres fois l'ascension, variable dans son début, est cependant plus marquée, elle atteint ou dépasse 39° ; puis la courbe s'abaisse, remonte, se place à 38° et semble vouloir s'y fixer, puis monte et descend de nouveau. Le tracé est varia-

(1) *Gaz. des hôp.*, 1874, p. 893.

ble, irrégulier, fantaisiste. Je ne saurais dire si le pronostic est meilleur ou plus grave que dans la forme précédente ; ce qui est certain, c'est que d'assez grandes oscillations n'empêchent pas la guérison, comme le prouve la première observation rapportée à la fin de ce travail. C'est ici qu'on pourrait se demander si le traitement n'a pas sa part dans l'issue favorable, en contenant chaque jour la température qui tend à s'élever.

Troisième type : la chaleur s'exagère plus ou moins rapidement ; de 37°6 (t. r.), elle passe à 38°, 39°, atteint 40°, 40°6, et s'y maintient longtemps avec peu d'oscillations ; mais de ce taux élevé elle retombe à 38° et au-dessous, s'y fixe d'abord, et ne remonte plus jusqu'à la guérison. Telle est l'observation de M. Leclerc, recueillie dans le service du professeur Lorain (tétanos d'un mois et demi de durée). Ainsi, les fortes températures elles-mêmes peuvent céder à la longue. Mais il ne faut pas croire que cette marche descendante soit toujours d'un bon augure, car nous voyons la mort succéder à la chute thermique dans une observation de M. Giraldès (1), et une autre de M. Bourneville (2).

Quelquefois la température, d'abord faible ou modérée, s'élève lentement, d'une manière à peu près continue, puis atteint et dépasse 40 degrés au moment de la mort ; chez d'autres, elle est normale

(1) *Leçon clin. sur les mal. chirur. des enfants,* 5e fasc.; p. 797.
(2) *Revue photogr. des hôpitaux,* 1871.

pendant toute la maladie, puis s'élève brusquement peu de temps avant l'issue fatale. Ainsi se comportent certaines formes subaiguës ou même chroniques, et cependant mortelles, quoi qu'on en ai dit.

Un mot maintenant sur les tétanos très-rapides. A part les cas plus rares où elle ne varie pas, la chaleur est d'emblée à 39° et au delà (t. a.); puis, sans discontinuer, elle monte; elle atteint enfin, mais à titre exceptionnel, ces limites extrêmes signalées par Wunderlich, 43°, 44°75. Des exemples de cette marche ascendante aiguë, quelquefois même foudroyante, interrompue ou non par de grandes oscillations passagères peut-être dues au traitement, nous sont fournis par MM. Labbé et Budin (1), Gontier et Tapret (2).

Chose curieuse, la température monte encore après la mort, et on l'a vue à 45°3. Mais le fait n'a rien de spécifique, et de plus il n'est pas constant, car dans l'observation de M. Labbé, elle s'est abaissée au contraire.

Au milieu de ces variétés, quelques points méritent de fixer l'attention : les rémissions ne se remarquent pas le matin de préférence, et il n'y a pas d'exacerbation vespérale; d'autre part, les températures les plus élevées ne coïncident pas fatalement avec les paroxysmes. Il y a cependant, en général, une recrudescence légère au moment du spasme.

(1) *Gaz. des hôp.*, 1874, p. 394.

(2) *Du traitement du tétanos traumatique par l'hydrate de chloral*, thèse de Paris, 1874, p. 29.

Mais la proposition de M. Jaccoud est trop absolue dans sa généralité : « Pendant les deux premières minutes, dit l'auteur (1), il y a une petite chûte de 2 à 5 dixièmes de degré; mais quand le paroxysme tétanique est établi, la température s'élève au-dessus de son chiffre primitif, par une ascension dont le degré et la durée sont directement proportionnels à l'intensité et à la persistance de la contraction. Ces faits pathologiques sont en harmonie parfaite avec les recherches expérimentales de Béclard et de Ziemssen. » J'opposerai à cette assertion la phrase suivante d'Arloing et Tripier : « Si on examine la température avant et après le spasme, souvent on ne constate pas de différence, ou bien la colonne mercurielle est montée d'un cinquième de degré. » Il faut noter cependant que, dans leurs expériences, MM. Charcot et Bouchard ont constaté une élévation d'un degré pendant le spasme déterminé par la faradisation; M. Guichard est arrivé au même résultat (2).

Valeur pronostique. — On peut admettre, au résumé, que les températures faibles sont de bon augure, et que les températures élevées font prévoir une évolution fatale. « Encore quelques observations, dit Wunderlich, en relatant les deux faits dont j'ai parlé tout à l'heure, et on pourra établir d'une manière rigoureuse que l'abaissement de la température dans le tétanos est un gage de guérison. »

(1) *Traité de path. int.*, t. I, p. 445.
(2) *Etude sur un cas de tétanos spontané*, thèse de Paris, 1872.

L'examen auquel je viens de me livrer, montre qu'on aurait tort de compter absolument sur cet élément de pronostic. Il a cependant une valeur incontestable, et je n'en veux pour preuve que l'analyse de dix-huit cas relevés par Monti (1). Dans quatre cas, en dehors de légères variations diurnes, la température est restée normale : 3 guérisons et 1 mort. Dans 2 cas, elle ne s'est élevée qu'au commencement de l'affection (maximum 38°6), ensuite elle est devenue normale : 2 guérisons. Dans 3 cas, elle a éprouvé diverses variations, puis elle est redevenue normale : 3 guérisons. Dans 3 cas, d'abord normale, elle ne s'éleva pas beaucoup : 3 morts. Enfin, dans 6 cas, toujours élevée, elle a considérablement augmenté vers la fin : 6 morts.

Causes. — La raison physiologique de cette élévation de température est encore à découvrir, et les hypothèses qu'on a faites sont peu satisfaisantes ou d'une démonstration impossible.

Je mentionne d'un mot, dans ce semblant d'explication, les cas où la fièvre a paru sous la dépendance d'une maladie intercurrente ; c'est alors un phénomène surajouté, qu'on doit noter en clinique, mais qui ne peut rien nous révéler sur ce que nous cherchons. Telle est la broncho-pneumonie intense trouvée par M. Verneuil dans une autopsie (2). Est-on

<hr>

(1) *Centralblatt für die med. Wissenschaften*, 2 oct., 1869, n° 44.
(2) *Gaz. des hôp.*, 1872, p. 1036.

bien sûr d'ailleurs, en pareille occurrence, que la lésion contingente soit responsable de l'élévation thermique?

Je pourrais dire avec beaucoup d'auteurs que la seule cause des températures élevées est la *contraction musculaire*. C'est la théorie qui s'offre la première, et qui paraît le mieux d'accord avec les travaux des physiologistes, et les opinions qu'on nous enseigne aujourd'hui sur la genèse de la chaleur animale (1). M. Béclard nous a montré que les contractions *statiques* produisent plus de chaleur que les *dynamiques*; ne pouvons-nous admettre que tous ces efforts musculaires sans travail accompli concourent à un même but, l'ascension de la température? Malheureusement, il est des malades chez qui l'ascension n'a pas lieu, et il y en a beaucoup; pourquoi, sous quelles influences disparaîtrait cette chaleur que rien n'utilise en apparence? Comment, chez d'autres, absorbée pendant toute la durée du mal, deviendrait-elle tout à coup sensible à la dernière heure? Autant d'énigmes que la théorie ne peut résoudre, et qui semblent nous indiquer qu'une puissance moins saisissable, productrice ou régulatrice de la chaleur, domine la scène.

Je sais bien qu'on invoque les expériences de Fick, et celles de Leyden (2), qui, dans des spasmes tétaniques artificiellement provoqués, ont vu s'élever

____

(1) *Dict. encycl. des sciences médic.*, art. *Chaleur animale.*

(2) *Beiträge zur Path. des Tetanus* (*Virchow's Archiv, fur pathol. Anat.* XXVI).

la température. Mais ces faits, comme ceux de MM. Charcot Bouchard, laissent la question entière ; car ils accusent l'excitation nerveuse aussi bien que les muscles.

Je ne m'arrêterai pas à chercher dans *l'asphyxie* la cause des phénomènes thermiques. Elle entraîne, dit Cl. Bernard (1), une élévation passagère de la chaleur animale, et « la température s'élève parce que les combustions s'exagèrent par suite des conditions mêmes de l'asphyxie. » Encore faut-il distinguer si l'asphyxie est rapide ou lente. Brown-Séquard (2) a constaté que, dans le premier cas, la température augmente dans le rectum et sous la peau, au moment où la sensibilité disparaît ; le phénomène serait dû à la paralysie des vaso-moteurs et à l'ampliation vasculaire. Dans l'asphyxie lente, au contraire, il y a tendance à l'abaissement. Mais que peuvent ces oscillations de quelques dixièmes à un degré, pour nous rendre compte des élévations considérables si souvent observées ? Et comment croire qu'un tétanique asphyxie dès le début, quand les muscles respiratoires sont touchés de loin en loin, et que déjà pourtant la chaleur s'élève ?

Je crois plus rationel d'invoquer l'action du *système nerveux* ; non que ce mot nous donne la raison dernière du symptôme, mais, par cela seul qu'il en dit moins long, il semble moins exposé à une réfuta-

(1) *Leçons sur les anesthésiques et sur l'asphyxie*, Paris, 1875i, n-8.

(2) *De l'influence de l'asphyxie sur la chaleur animale* (*Société de Biol.*, 2ᵉ série, t. III, année 1856).

tion complète. Et je ne veux pas mettre en avant ces centres nerveux spéciaux, vaguement entrevus, arbitrairement localisés, qui engendreraient ou dispenseraient la chaleur, et qui jouent un si grand rôle dans l'histoire des théories de la fièvre (1). Mais peut-être pourrions-nous trouver quelques éclaircissements dans des recherches analogues à celles de Schiff sur l'échauffement des centres nerveux dans certaines conditions (2). On pourra me répondre, avec Muron (3), que chez les animaux empoisonnés par la strychnine, il suffit d'anéantir l'action musculaire pour voir manquer l'élévation thermique. L'auteur cité fait une injection préalable de curare, puis une injection de chlorhydrate de strychnine ; après celle-ci, aucune contraction ne se produit, mais l'accélération et l'intensité des battements cardiaques, l'affaiblissement des pulsations artérielles témoignent de l'excitation des centres nerveux. Or, dans ces conditions, la température tend plutôt à s'abaisser qu'à s'accroître. On m'expliquera d'ailleurs certaines températures basses, qui tout à l'heure me servaient d'argument contre les muscles, par le rayonnement et la transpiration cutanée. Mais je pourrais demander à mon tour si l'animal curarisé d'abord, et placé

(1) Ed. Weber, *Des conditions de l'élévation de la température dans la fièvre*, thèse de Paris, 1872.

(2) *Recherches sur l'échauffement des nerfs et des centres nerveux à la suite des irritations sensorielles et sensitives* (Arch. de physiologie, 1869-70).

(3) *De la cause de l'élévation de température dans le tétanos* (Gaz. méd. de Paris, 1873, nᵒˢ 26, 28 et 29).

ensuite sous l'influence de la strychnine, était bien un tétanique. Au résumé, je tiendrais peu à prolonger la discussion, et j'admettrais volontiers *plusieurs causes*, ce qui est l'aveu pur et simple de notre ignorance finale.

Pouls, urine, sang.

Mieux peut-être que la température, le *pouls* se met d'accord avec la marche de la maladie, avec la fréquence et l'intensité des spasmes. Dans les observations que j'ai compulsées, il varie quelquefois de 100 à 120, alors même qu'il n'existe qu'un léger trismus avec un peu de douleur à la région cervicale. Mais d'autres fois il est beaucoup plus calme et il monte facilement à 130, 150, 160 dans les tétanos rapides (Obs. de Labbé).

J'arrive enfin à signaler une lacune, qui devra certainement provoquer d'utiles recherches : l'étude de l'*urine* et du *sang* n'est pas sérieusement commencée. Je n'ai pas besoin de dire qu'elle pourrait nous donner de précieux renseignements sur les phénomènes musculaires et l'état des combustions interstitielles. Au dire de Wunderlich, « les produits de métamorphose des tissus ne se montrent pas en excès dans l'urine. » M. Verneuil a vu « l'urine, quoique rare, rester tout à fait limpide, et ne point révéler une surcharge du sang par les produits de désassimilation. » A ces quelques mots, je n'ajouterai pas la liste trop longue des observateurs qui n'ont rien trouvé ou rien cherché. Plusieurs cependant ont noté quelques détails contradictoires. MM. Charcot et Bouchard ont signalé un accroissement du chiffre de l'urée. Dans ma première observation, « l'urine se montre chargée d'urates, mais sans trace de sucre ni d'albumine. » Senator a dit, d'autre part, que, malgré l'élévation thermométrique considérable dans deux observations prises sur le cheval, et dans un cas de tétanos chez l'homme, il n'avait trouvé qu'une faible proportion d'urée. Deux nouveaux faits, placés à la fin de ce travail (Cartaz, Ceccaldi), et dans lesquels l'urée a diminué, ne donnent que peu de chose pour la solution du problème. J'ajoute cependant à cette énumération toute négative une phrase du docteur Martin de Pedro : « On peut assurer, dit-il, la convalescence, quand l'urine, traitée par l'acide nitrique, révèle une grande quantité d'acide carbonique libre » (1) ; et je place, à côté de cette assertion, une expérience empruntée au mémoire de Muron, d'où il résulterait que, contrairement à l'opinion de Helmholtz, la quantité d'urée n'est pas augmentée dans le muscle par le fait des contractions musculaires, mais que celle de l'acide carbonique s'élève très-notablement (Matteucci).

FORMES.

Je n'ai pas l'intention de passer en revue toutes les formes admises depuis Arétée jusqu'à nos jours.

(1) *Union méd.*, 1869, 3ᵉ série, VIII, p. 553.

Mais il en est quelques-unes d'intéressantes, et qui font l'actualité même du sujet ; car on s'est appuyé sur elles dans les discussions récentes, pour soutenir des théories, préconiser ou rejeter certains modes de traitement.

Pour classer ces formes avec ordre, j'étudie d'abord les caractères qu'elles empruntent aux circonstances étiologiques. Puis, je suis la maladie à travers ses phases successives, et je la montre débutant de façons très-diverses, envahissant quelques groupes musculaires ou l'ensemble du système, durant de quelques heures à plusieurs semaines. Arrivé à ce terme, se présente naturellement la troisième partie de mon sujet, l'étude des terminaisons.

Circonstances étiologiques.

Tétanos traumatique sans plaie. — C'est à peine une forme séparable. J'en parle ici pour l'éloigner le moins possible de la forme traumatique dont j'ai donné la description, et je note seulement quelques traits particuliers.

Si je parcours les observations publiées, je ne vois aucun symptôme nouveau apparaître. Convulsion tonique et paroxysmes douloureux, tout se retrouve avec les mêmes caractères ; et je dirai qu'on y remarque de temps à autre la gravité et l'évolution rapide de tant de formes traumatiques. Mais il me semble que le début est quelquefois spécial, et la marche modifiée. Ainsi, plus souvent que dans les faits ordinaires, le spasme commence au niveau de la blessure, il y reste prédominant, et gagne avec modération les régions voisines. Du membre blessé, il saute à la mâchoire, avant de se généraliser ; mais l'envahissement total n'est pas nécessaire, et la raideur du membre unie au trismus peut longtemps dominer la scène. Les accès convulsifs sont plus rares, l'opisthotonos moins marqué. En d'autres termes, la maladie me paraît offrir volontiers le double caractère d'un tétanos débutant par la blessure, et d'un tétanos à marche lente. En dire plus long serait empiéter sur la description de ces deux types, qui devra plus loin m'occuper. Je voulais montrer seulement la bénignité relative du pronostic, et attirer l'attention sur une de mes observations (p. 114), qui a présenté nettement ces caractères. Le malade était tombé en faisant un violent effort, et le soir du même jour, il sentit des douleurs vives dans les cuisses et dans les aines, avec des accès de raideur convulsive dans tout le membre inférieur ; le trismus ne survint qu'après trente-six heures.

Tétanos spontané. — J'ai rapproché celui-ci des formes traumatiques, dans la pathogénie. Ses caractères cliniques ne permettent pas non plus de le séparer absolument.

C'est presque toujours une maladie *a frigore.* Elle débute brusquement ou d'une façon insidieuse, et lors même qu'il y a eu des prodromes, un intervalle d'un jour ou plus entre l'action de la cause et les accidents, on trouve à l'origine l'influence bien marquée du froid (1).

La contracture est quelquefois précédée, pendant une période qui varie de un à huit jours, par des troubles dont quelques-uns se rencontrent au début de presque toutes les affections aiguës : malaise, courbature avec ou sans mouvement fébrile, frissons essatiques. Mais d'autres, par leur singularité, doivent tout d'abord éveiller l'attention : telle est la difficulté de la déglution (2), la tendance à l'extension exagérée des membres et du tronc, la douleur qui siége le long du rachis, quelquefois à l'hypogastre, dans les flancs, dans les côtés de la poitrine, et qui s'exagère la nuit, empêche le sommeil, pour se calmer pendant le jour et permettre au malade de vaquer à ses occupations. Enfin les spasmes apparaissent.

Ordinairement le trismus ouvre la scène, et peut dès le but s'accompagner de dysphagie ; mais c'est quelquefois une autre région : chez un enfant de 7 ans, M. Bouchut a vu le tétanos commencer par la contraction apyrétique et subite des membres inférieurs (3). Le mal peut rester limité aux muscles de la face, de la nuque et du tronc ; je rencontre une observation dans laquelle le trismus est isolé pendant quatre jours, et qui cependant se termine par la mort (4). Le plus

(1) Thèse de Guichard, p. 7.
(2) Marjolin, *Union méd.*, 1869, 3ᵉ série, VIII, p. 219.
(3) *Gaz. des hôp.*, 1873, n° 46, p. 361.
(4) *Saint-Georges hospital Reports*, VI, p. 319.

souvent la généralisation se dessine, et tout marche, en bien ou en mal, comme dans un tétanos traumatique. Les oscillations de la température n'ont rien de particulier; quelquefois elles ne dépassent pas 38°,5, et l'issue n'en est pas moins fatale.

La durée de ce tétanos est aussi variable que celle de tous les autres. L'enfant américain de Mirbeck est mort le troisième jour; quand la guérison survient, elle se fait attendre de quinze jours à un mois. Celle-ci d'ailleurs est fréquente en Europe, et la forme idiopathique doit être comptée parmi les moins dangereuses; mais dans les pays chauds on observe, paraît-il, un rapport inverse, puisqu'au dire du docteur A. Foot, la mortalité est de 76 0/0 dans les cas spontanés, et de 72 0/0 dans les autres (1).

Tétanos puerpéral. — Ici, je n'ai pas à faire la moindre description, car les observations de tétanos après l'avortement, l'accouchement prématuré ou l'accouchement à terme, publiées par Pitre-Aubinais, Colles de Dublin, Simpson (2), Symonds de Bristol (3), Lardier, etc., n'offrent rien qui n'appartienne au tétanos traumatique. Même variété dans l'époque du début, très-près de la délivrance, ou cinq, dix, vingt jours et plus après elle; Simpson l'a vu apparaître au bout de 7 semaines. Même évolution, même pro-

______

(1) *The Dublin journal of med. sc.*, 1872, n° 9, p. 181.
(2) *Edinb. Monthly journal of med. sc.*, feb. 1854, p. 97. — *Clinique obstétricale et gynécologique*, trad. par Chantreuil, Paris, 1874.
(3) *Cyclopædia of practical med.*, vol. IV, p. 874.

nostic : d'après une statistique de Patterson (1), qui comprend 26 cas, la guérison n'est que 5 fois notée.

Si je reviens sur cette espèce, ce n'est pas pour discuter à nouveau l'influence de l'état puerpéral ; mais j'ai voulu rapprocher de ces faits une des observations inédites qu'on lira plus loin (p. 130), et qui nous montre le tétanos causé par une plaie de l'utérus à l'état de vacuité (amputation du col). Simpson rapporte un cas où il se développa 9 jours après l'ablation d'un polype muqueux à l'aide de faibles tractions, et emporta la malade en 55 heures. Ces faits rares n'ont en rien différé de ceux ou la maladie succède à l'accouchement ou à l'opération césarienne (P. Dubois). A mon sens, il faut tous les confondre avec le tétanos ordinaire : ils n'ont de spécial que le siége de la blessure.

Tétanos des nouveau-nés. — Le *trismus neonatorum*, le *mal de mâchoire* a été, dans ces quarante dernières années, l'objet d'intéressantes recherches. Matuszynski (2), Cederschjœld, Thore (3), Romberg (4), Stadfeldt (5), etc., l'ont successivement décrit.

La maladie se déclare vers la fin de la première semaine. L'enfant est agité, il tressaille, s'éveille en sursaut ; il a des mouvements désordonnés ; il saisit le mamelon avec avidité, puis le quitte aussitôt en

(1) *Glascow med. journ.*, octob. 1856, p. 274.
(2) *Gaz. méd.*, 1837, p. 338.
(3) *Arch. gén. de méd.*, 1842, t. XIII. — *Ibid.*, 1845, t. VIII.
(4) *Lehrbuch der Nervenkrankeiten des Menschen*, Berlin, 1851.
(5) *Arch. de tocologie*, juillet 1874, p. 385.

poussant des cris aigus. Il a des vomissements, des
déjections verdâtres, le facies est grippé, les lèvres
entourées d'un cercle terreux, bistré. Le spasme débute ordinairement par les muscles de la face, puis
s'étend à ceux de la nuque et du dos. Sous l'influence
de la plus légère excitation, et même sans cause, il
survient des crampes, des convulsions bientôt suivies
de collapsus. L'émaciation fait des progrès rapides,
la face est pâle avec une teinte bleuâtre. La température s'abaisse, la respiration s'embarrasse, le pouls
devient imperceptible, la déglutition ne se fait plus.
Enfin la mort survient dans un paroxysme, ou par
épuisement au milieu du coma. Mais est-ce bien là
un véritable tétanos ?

D'abord considéré comme appartenant aux pays
intertropicaux, on l'a cependant rencontré dans le
nord de l'Europe, et sur les côtes d'Islande la maladie paraît endémique et des plus meurtrières. Comme
il se déclare toujours après la ligature ou la chûte du
cordon, on en a fait un tétanos traumatique, et on a
mis en cause l'irritation de la plaie, la phlébite ombi-
licale, ou l'inflammation des artères correspondantes
(Romberg). Mais, d'autre part, Cederschjœld admet
trois formes : le trismus, l'éclampsie et le tétanos, les
deux premières beaucoup plus fréquentes ; et dans
toutes les descriptions, nous trouvons signalés des
accidents éclamptiformes. Enfin M. Parrot, dans un
mémoire que j'ai cité (1), prouve par des arguments

(1) *Arch. gén. de méd.*, août 1872, p. 181.

R.　　　　　　　　　　　　　　　　　6

décisifs que le mal de mâchoire n'a rien de commun avec le tétanos, et constitue « une variété de la forme convulsive ou éclamptique de l'encéphalopathie urémique. »

Faut-il cependant rejeter d'une manière absolue le tétanos vrai des nouveau-nés ? Sommes-nous bien sûrs qu'il n'existe pas chez les négrillons des Antilles et des Indes occidentales ? Peut-être même n'est-il pas impossible de le rencontrer dans nos climats, mais à titre exceptionnel. Toutes réserves faites, je dirai qu'en Europe nous ne connaissons pas encore de maladie qui réponde légitimement à ce titre.

J'abandonne ces points, pour insister désormais sur les formes que distingue une localisation particulière des symptômes, ou une marche plus ou moins rapide. Il ne sera plus question que du tétanos traumatique.

Mode de début.

On observe dans l'ordre d'apparition des symptômes plusieurs variétés, dont les unes ne sont que des curiosités pathologiques, tandis que d'autres ont une véritable importance. Un mot d'abord des premières.

Ce n'est pas toujours le trismus qui ouvre la scène, et je trouve même un cas exceptionnel, où il n'a existé à aucune période de la maladie (1). Une autre fois, c'étaient les abaisseurs de la mâchoire qui

(1) J. W. Ogle, *Case of tetanus* (*Clinical Society's Trans.*, 1871, IV p. 8).

étaient convulsés, et non les élévateurs (1). On observe rarement une légère dysphagie avant toute contracture maxillaire, et la première douleur siége alors au niveau du cou.

Le trismus existant, on le trouve parfois associé primitivement au spasme du pharynx, et le pronostic en est généralement aggravé. Rose désigne ces cas sous le nom expressif de *tétanos hydrophobique*, sans toutefois les confondre avec la rage. De son côté, **M.** Giraldès insistait à la Société de chirurgie (2) sur la sévérité de cette *forme dysphagique*, qui rend difficile, sinon impossible, l'administration des médicaments par la bouche, et fait succomber les malades avec une extrême rapidité; témoins deux exemples, dans lesquels le tétanos a duré quelques jours seulement, et un troisième où le spasme, d'apparence bénigne pendant treize jours, est devenu promptement mortel aussitôt qu'il eut envahi le pharynx.

Plaçons-nous maintenant sur un autre terrain. Le début des accidents sur tel ou tel point peut nous servir, non plus à prévoir la gravité du mal, mais à le surprendre à sa première période, et peut-être aussi à choisir le traitement. J'étudierai, à ce point de vue, les formes qui se révèlent d'abord au niveau de la blessure.

Tétanos débutant par la blessure. — Tous les classiques ont noté des phénomènes précurseurs au niveau

(1) Thèse de Lardier, p. 32.
(2) 9 novembre 1870.

de la plaie. Puis nous les avons quelque peu oubliés, pour ne voir que le trismus ; mais notre attention s'y trouve de nouveau fixée par l'examen de faits récents.

Il est d'ailleurs quelques-uns de ces prodromes qui méritent à peine d'être rappelés. Tels sont les changements survenus du côté de la suppuration, et l'arrêt du travail cicatriciel; non que je veuille les nier d'une manière absolue, mais ils sont très-rares et sans importance.

Déjà l'extension constante des membres pendant le sommeil, signalée par les auteurs, offre quelque intérêt; mais je veux m'arrêter sur la *douleur* et les *crampes* siégeant dans la partie blessée.

Il faut être prévenu et chercher ces premiers symptômes, car le blessé analyse mal ce qu'il éprouve, et ne donne pas en général de renseignements précis. Mais si l'attention du chirurgien est en éveil, il pourra trouver, plus souvent qu'on ne le dit, quelques douleurs fugaces ou persistantes au niveau même de la plaie. Elles semblent s'étendre profondément sur le trajet des nerfs qui en émanent, et s'accompagnent bientôt de contractions vagues, passagères, puis de véritables crampes qui gagnent peu à peu la racine du membre, les parties attenantes de l'abdomen ou du tronc, et qui, à ce moment enfin, sautent à la mâchoire. J'en trouve des exemples dans la thèse de Leclerc (Obs. de Lannelongue) et dans celle de Budin (1). J'en trouve aussi dans le mémoire de M. Blain (d'Epernay), qui

(1) Thèse de Paris, 1872.

nous montre des manœuvres chirurgicales sans importance provoquant instantanément dans la plaie une douleur intense, inattendue, hors de proportion avec la violence exercée ; quatre fois cette petite cause fut suivie d'un grand effet, et le tétanos se développa.

Il n'est pas très-rare non plus de voir la douleur persister pendant le cours de la maladie, et chacun des spasmes généraux coïncider avec une exacerbation du phénomène local, sorte d'*aura tétanique* qui semble témoigner, comme je l'ai dit, de la genèse et du mode de propagation des irritations réflexes, et qui, d'autre part, est mise en avant par les névrotomistes comme l'indication la plus sûre de leur méthode.

Ces formes de tétanos, débutant par la blessure, sont décrites séparément par Follin (1) sous le nom de *spasmes traumatiques secondaires,* d'après une distinction déjà faite par Colles de Dublin. La description qu'en donne l'auteur français prouve assez qu'il s'agit bien là de vrais tétanos; mais elle a trait seulement à ceux dont l'origine locale est bien nette et facile à constater. M. Verneuil, au contraire, attirait l'attention de la Société de chirurgie sur les faits où elle est obscure, et où elle doit être soigneusement cherchée, car son importance est grande au point de vue de la thérapeutique. En effet, les exemples de cette forme où l'amputation a réussi à Larrey, ceux où la névrotonie, pratiquée à temps, compte un petit nombre de succès, ne disent-ils pas qu'il y a un inté-

(1) *Path. ext.*, p. 468.

rêt majeur, quelle que soit la méthode adoptée, à surprendre le mal dès son premier stade ?

Degré de généralisation.

Je ne m'arrête pas à décrire certaines formes rares, celles par exemple où la flexion prédomine (*emprosthotonos*), où la tête est ramenée vers le sternum, et tend à se rapprocher du bassin ; les talons viennent toucher les fesses, le bras et l'avant-bras s'appliquent l'un sur l'autre. Plus rarement encore, le tétanos est atéral (*peurosthotonos*) ; la tête s'incline à droite ou à gauche, et l'oreille est pressée sur les épaules ; la hanche se relève dans le même sens, et le corps se plie en arc sur un de ses côtés.

Certaines formes de *tétanos partiels* sont plus intéressantes : je veux parler surtout de la localisation au *trismus*.

Un des premiers cas de tétanos guéris par le chloral, et dû à Langenbeck, était, dit-on, un simple trismus. On a bien souvent depuis invoqué la localisation des spasmes pour expliquer les succès thérapeutiques. Et de fait, les tétanos partiels, limités au trismus, ou propagés seulement aux muscles de la nuque, avec ou sans participation modérée des membres inférieurs, appartiennent toujours aux formes *lentes*, et très-souvent par suite aux formes *bénignes*. Ils tendent à se rapprocher d'autres affections convulsives, auxquelles on donne des noms moins effrayants, et sur lesquelles je vais m'expliquer.

Toutefois, il ne faut pas s'y fier aveuglément. J'ai le souvenir d'un malade, observé pendant la guerre à l'ambulance des Magasins réunis, chez qui le trismus a duré seul pendant plusieurs semaines. Sorti avant la guérison complète, il fut pris de convulsions générales, peut-être à la suite d'un refroidissement, et succomba en quelques jours.

Je me trouve amené à faire quelques réflexions sur un point qui prêterait à une généralisation intéressante, sur *les rapports du tétanos avec d'autres espèces de convulsions toniques.*

Que signifient ces spasmes localisés, qu'on appelle encore des formes du tétanos? Et en quoi différent-ils de certains états convulsifs qu'on observe chez les blessés, et qu'on appelle simplement des phénomènes concomitants de la névralgie traumatique? Souvent, en effet, nos opérés ont des *crampes tétaniformes*, des soubresauts du moignon ou des contractures soutenues. L'acte réflexe provoqué par un névrome cicatriciel se traduit par des contractions douloureuses de tout un membre, par un spasme violent des muscles du tronc, avec angoisse et contriction thoracique. L'irritation médullaire, souvent ocalisée et peu durable, amène des accès convulsifs séparés par de longues intermittences. D'autres fois, elle se diffuse et devient plus pressante : témoin un amputé de M. Verneuil (1), chez qui s'est montrée pas-

(1) *Arch. gén. de méd.*, décembre 1874, p. 687.

sagèrement la raideur de la mâchoire. Un degré de
plus, et nous arrivons au trismus durable, qui est à
peine un tétanos s'il reste bénin et localisé, mais
qui en est bien un si par aventure la convulsion envahit d'autres muscles. Puis, par une transition insensible, nous passons des formes qui laissent indemnes les agents respiratoires, à ces contractures
généralisées qui surviennent quand l'irritation spinale est portée à son comble ; alors le diaphragme
entre en scène, et s'il est primitivement atteint, la
maladie est foudroyante.

Si maintenant je veux chercher mes preuves dans
un groupe voisin, que dirai-je de la contracture
essentielle des extrémités, de la *tétanie* décrite par
Trousseau (1)? Les uns disent qu'elle ne fait « qu'une
seule et même maladie avec le tétanos rhumatismal » (2). D'autres répondent : « Nous ne saurions
trop réprouver cette manière de voir : le tétanos
étant caractérisé par l'envahissement primitif des
muscles de la mâchoire, par des secousses convulsives, passagères, par des lésions anatomiques constantes, d'après quelques auteurs, il est inutile de
réunir à un groupe beaucoup plus mal déterminé,
une entité qui a sa raison d'être » (3). Mais en quoi
le tétanos diffère-t-il essentiellement de la tétanie à
forme grave ? Celle-cin e peut-elle aboutir, comme

(1) Trousseau, *Clinique médicale de l'Hôtel-Dieu.*
(2) Colas, *De la contracture essentielle des extrémités*, Paris, 1868.
(3) P. Laure, *Etude sur la contracture intermittente des extrémités*,
Paris, 1869.

le dit **M. Hervieux** « au tétanos généralisé, trismus, opisthotonos, convulsion du diaphragme et des muscles respirateurs » ?

Nous aimons à créer des *entités*, et nous avons besoin, pour classer les faits scientifiques, d'effacer quelques rapports, de supprimer certains traits d'union. Or, il faut éviter d'aller trop loin dans cette voie, car un esprit large doit plutôt chercher à rapprocher les faits qu'à les disjoindre.

Je ne veux en aucune façon prétendre qu'il n'y ait pas de différence clinique entre la contracture des femmes enceintes et le vrai tétanos puerpéral, et qu'il n'importe pas d'en faire le diagnostic. Je n'avance pas non plus que tous les spasmes traumatiques sont du tétanos : mais je veux dire que le tétanos est un spasme traumatique; que la pathogénie des uns peut nous éclairer sur la nature de l'autre; que les moyens applicables dans un cas pourraient devenir dans l'autre le point de départ d'une thérapeutique rationnelle; qu'enfin tous ces phénomènes de même ordre doivent être étudiés ensemble et réunis dans le même cadre nosologique.

Durée.

J'ai dû, dans les pages qui précèdent, consigner un bon nombre de faits dont la connaissance me dispensera de longs détails sur les deux variétés qui me restent à décrire. Je n'ai plus qu'à grouper les phénomènes qui nous sont déjà connus, pour montrer toute l'importance qui s'attache aux formes lentes et rapides.

Formes lentes. — Elles commencent parfois à une époque éloignée du traumatisme, quand la blessure est presque fermée, quand la cicatrice est faite. D'autres fois, c'est un traumatisme sans plaie qui les a fait naître. Dans leur type le mieux défini, elles répondent sensiblement à la description générale ; les plus *chroniques* peuvent durer deux mois. Tantôt la maladie s'achève peu à peu dans tous ses traits, jusqu'à devenir mortelle ; tantôt le spasme s'arrête, se localise : c'est, pour ainsi dire, un *tétanos avorté*.

Le pronostic s'adoucit en raison inverse de la généralisation, et lorsqu'arrive la guérison, elle est annoncée par une série de phénomènes de bon augure, qui m'arrêteront dans l'étude des terminaisons.

Formes rapides. — Elles peuvent varier de quelques heures à quelques jours, *aiguës* ou *suraiguës*, et il suffit, pour en avoir une idée, de forcer tous le traits du type général que j'ai donné plus haut. L'étiologie est la même, mais les accidents débutent plus souvent à une époque rapprochée du traumatisme. Partant ou non de la blessure, sous la forme d'irradiations douloureuses, le spasme envahit rapidement la mâchoire et la nuque, jugule pour ainsi dire le malade en s'abattant sur le pharynx, et déjà les membres se prennent, et la dyspnée indique que les muscles respiratoires sont touchés. La contraction est tonique dès le début, c'est-à-dire qu'elle n'alterne pas avec des rémissions complètes ; elle est tellement violente qu'elle peut amener des ruptures musculaires. Le patient, immobilisé, suffoquant, est en proie à une anxiété vive, et bientôt même il délire. La respiration et le pouls sont fréquents ; la température, souvent très-élevée, varie comme je l'ai indiqué déjà. Mais le caractère essentiel de cette forme, c'est qu'elle s'attaque presque d'emblée aux agents mécaniques de la respiration, ferme le larynx et enraye le diaphragme.

Je ne dis rien encore de la manière dont les accidents se terminent ; mais, au risque d'anticiper sur la question du pronostic, je ne puis me dispenser d'établir une transition entre ces tétanos foudroyants et d'autres formes secondaires. Il ne faut pas se fier, en effet, à la formule d'Hippocrate : *Qui a tetano corripiuntur in quatuor diebus pereunt ; si hos vero effugerint, sani fiunt.* Non, les formes mortelles du tétanos ne sont pas toujours renfermées dans l'étroit espace de quatre jours. Beaucoup d'entre elles ne durent pas plus longtemps, mais la vie peut se prolonger jusqu'aux 5°, 6° jours et au delà. Enfin, le malade n'est pas sauvé quand il a franchi ce premier pas, car le tétanos peut tuer au bout de plusieurs semaines.

TERMINAISONS

Bonne ou mauvaise, la fin de la maladie est-elle toujours fatale, et se dérobe-t-elle absolument à nos moyens d'action?

Devant les troubles du système nerveux, nous sommes pris de découragement, et nous désespérons d'arriver jamais à une analyse assez complète pour avoir prise sur ces phénomènes mobiles, sur ces lésions impalpables. Mais nous devons réagir contre cette tendance au scepticisme, et ne pas nous résigner à notre impuissance.

Il faut le dire, cependant, le tétanos est très-ordinairement suivi de mort, et force nous est bien de commencer par là.

Mort.

Indications pronostiques. — Tout fait présager une mauvaise issue, quand les symptômes se développent avec la rapidité que j'ai signalée ; quand les premiers spasmes sont violents, très-douloureux, et envahissent plusieurs points à la fois, le pharynx avec les masséters, les membres inférieurs avec la nuque, les bras avec le thorax et l'abdomen ; quand les paroxysmes se rapprochent, et que le malade, anxieux d'abord et fébricitant, arrive promptement à délirer. Si la marche est moins foudroyante, il reste encore des symptômes alarmants : telles sont les températures élevées dès le début, les respirations fréquentes, le pouls rapide, petit, intermittent.

Ces derniers éléments, pris à part ou diversement associés, ne sont pas d'une gravité absolue. Ainsi, on voit guérir des tétaniques chez qui le thermomètre avait dépassé 39° dès le second ou le troisième jour ; d'autres qui respiraient 32, 38, 44 fois par minute, et dont le pouls atteignait 130. D'autre part, la mort peut arriver sans que le thermomètre ait varié sensiblement. En somme, c'est de la généralisation que tout dépend, c'est-à-dire du larynx et du diaphragme, peut-être aussi du cœur. En cas d'extension progressive et rapide de la contracture, si le patient est livré à lui-même, aucun espoir ne reste ; et si l'allure persiste en dépit du traitement, la mort n'est pas loin. Je me demanderai tout à l'heure si la maladie, en pareil cas, ne peut céder à quelque influence, et si nous devons rester spectateurs désarmés.

Causes de la mort. — Nous serions plus forts contre es maladies, si nous savions toujours comment on meurt. Mais trop souvent nous en sommes réduits à enregistrer quelques faits de détail, quelques lésions trouvées à l'autopsie, et les vraies causes déterminantes nous échappent. Cherchons cependant, en regardant mourir un tétanique, par quel mécanisme la vie semble s'éteindre.

Tantôt les secousses musculaires se précipitent, augmentent d'intensité, puis, au milieu d'un violent paroxysme, la respiration s'arrête brusquement pour ne plus reprendre. Tantôt, pendant une période convulsive plus ou moins prolongée, le malade se cyanose peu à peu, et, sans recrudescence dans les accès, il paraît succomber à une asphyxie lente. Quelquefois enfin, la contracture cède brusquement, les muscles semblent entrer en résolution, et on pourrait croire que le malade va guérir, si on ne remarquait en même temps que le pouls et la température s'élèvent. Puis la respiration s'embarrasse, le coma se prononce, et la mort arrive sans convulsion.

D'après ce tableau, il faut admettre avec tous les auteurs que le spasme des agents respiratoires produit mécaniquement l'asphyxie, rapide ou lente. Mais l'arrêt des convulsions et le collapsus final peuvent être imputés à l'épuisement de l'excitabilité médullaire, et au désordre général de la nutrition, dont les muscles et la moelle sont à la fois responsables. On meurt, dans le tétanos, par le poumon, par les centres nerveux, ou par les deux à la fois, et on ne saurait dire avec quelque certitude à qui revient la plus grande part dans l'issue fatale. M. Verneuil n'a pu faire autre chose que de poser la question, lorsqu'il a signalé un exemple de broncho-pneumonie trouvée à l'autopsie d'un de ses malades, et dont il faisait volontiers un trouble trophique développé par le fait de l'irritation spinale (1).

Guérison.

Indications pronostiques. — Dans des cas plus heureux, les accidents ont débuté sans fracas; la mâchoire envahie, tout se borne là pendant quelques jours, puis les groupes musculaires se prennent successivement, le malade n'a ni anxiété ni fièvre : autant de signes de bon augure.

Cependant l'affection a suivi son cours, elle s'est généralisée, l'issue a paru douteuse. Mais bientôt la raideur diminue, on trouve un peu de résolution dans l'intervalle des accès, la déglutition est plus facile, la température baisse. Les secousses musculaires sont moins facilement éveillées par les attouchements, et le spasme provoqué dure quelques secondes au lieu de plusieurs minutes. La résolution se prononçant peu à peu, les pincements et les chatouillements réveillent encore des contractions passagères, mais qui n'ont plus de tendance à se généraliser. Les mouvements spontanés redeviennent possibles, et la mastication peut se faire malgré un reste de trismus. Bientôt le spasme, qui gêne encore les grands mouvements, *n'arrive plus qu'au moment de la contraction volontaire.* Enfin, tout rentre dans l'ordre.

(1) *Gaz. des hôp.*, 1872, p. 1036.

J'ai déjà dit que le malade est longtemps faible, et que, sous la moindre influence du froid, les rechutes sont à craindre.

Ainsi vont les choses dans bon nombre de cas où l'affection a laissé au chirurgien quelques moments de répit. Or, il s'agit de déterminer quelle part il a le droit de revendiquer dans la terminaison favorable.

Influence du traitement. — En lisant les discussions soulevées à la Société de chirurgie, on voit les observateurs se diviser en deux camps, pessimistes et optimistes. Et si on parcourt les observations qui ont servi de thèmes à ces débats, on y retrouve les arguments contradictoires dont les deux opinions peuvent avoir besoin. Cherchons à prendre parti.

Il y a deux formes, dit-on, l'une aiguë, l'autre chronique. La première est fatalement mortelle, et la seconde guérit presque toujours. Quoi que vous fassiez contre l'une, vous échouerez ; mais vous guérirez l'autre par les moyens les plus divers. C'est ainsi qu'on doit expliquer tous les succès et tous les revers de la thérapeutique, et il faut conclure avec M. Giraldès que la plupart des agents ont « la même valeur, et que le meilleur ne vaut rien » (1).

Il est exact qu'on n'a jamais vu guérir un tétanos suraigu. Quand la maladie se présente avec le cortége effrayant que j'ai décrit, et quand dès le premier jour il est bien avéré qu'elle résiste au traitement, il

(1) *Leçons cliniques,* p. 807.

est certain qu'elle ne guérit jamais. Quant aux formes simplement aiguës, il est encore exact qu'on ne les a jamais *vues guérir*. Mais il faut s'entendre. Dans certains cas où le début paraît sérieux, les symptômes se contiennent et finissent par s'amender. Or le chirurgien est intervenu ; et, s'il est téméraire d'affirmer que le mieux soit dû à son intervention, qui prouve qu'elle n'a servi de rien, et comment prétendre que la maladie devait céder d'elle-même ? Qui dit qu'on n'a pas transformé une forme rapide en une forme lente, comme M. Verneuil l'admettait dans un des faits présentés par M. Blain ? N'a-t-on pas le droit de penser qu'une intervention hâtive suspendra la marche envahissante, et ne faut-il pas dire bien haut que tous les efforts du chirurgien doivent tendre vers ce but : agir le plus tôt possible, enrayer le mal, si faire se peut, dès son origine ?

Pour les tétanos à marche lente, il est possible qu'ils guérissent tout seuls ; mais il n'en est pas moins certain qu'ils se terminent souvent par la mort, et ce fait suffit déjà pour qu'on n'ait pas le droit de nier l'influence du traitement dans un cas donné de guérison.

Je n'entends pas par là qu'il faille nous abuser sur l'efficacité de nos moyens thérapeutiques. J'ai seulement voulu dire que le chirurgien doit se garder à la fois d'une trop grande quiétude dans les cas bénins, et, dans les cas graves, d'une trop grande résignation.

Indication thérapeutique. — Il faut donc traiter activement les tétaniques, et faire appel à toutes les ressources que nous fournit l'étude des causes et des troubles fonctionnels.

Je n'ai pas à étudier la *thérapeutique* du tétanos. Je ne passerai donc pas en revue les méthodes chirurgicales et médicales dont l'histoire suffirait à remplir un volume ; je n'examinerai pas le rôle possible de quelques agents très-préconisés, dans la terminaison de la maladie, car ce serait m'occuper de leur valeur relative et sortir de mon sujet. En d'autres termes, je laisserai entièrement de côté le procès du chloral, de l'opium, des courants continus, etc., dont on trouve toutes les pièces dans les recueils périodiques de ces dernières années ; et je terminerai mon travail par une réflexion qui me sert d'indication thérapeutique générale, et m'encourage dans cette difficile étude.

Méthodes sanglantes et radicales, procédés qui s'adressent aux muscles, médicaments qui ont la réputation d'agir sur la substance grise, anesthétiques et hypnotiques, on a tout essayé. Mais on n'a jamais pu s'adresser à cet élément insaisissable, à cette modification intime de la cellule nerveuse, qui résulte immédiatement de l'irradiation centripète, et qui amène à sa suite les lésions contingentes, les troubles vasculaires et les spasmes réflexes. En d'autres termes, on a agi sur des *phénomènes morbides,* mais non sur la *maladie.* Et c'est bien là ce que répondent quelques-uns de nos maîtres à qui leur montre des observations de tétanos guéris par le chloral, des faits où la contracture cédait manifestement à l'influence de cet agent, où, à chaque dose nouvelle, la résolution musculaire se prononçait davantage (Obs. I). Le chloral, disent-ils, ne réussit qu'à modérer les symptômes tétaniques, et à placer les malades dans les meilleures conditions pour obtenir la guérison, lorsqu'elle est possible (1).

Il n'est pas dit, en effet, que le chloral ait une action sur la cause intime du mal, et peut-être en sommes-nous réduits à la médecine du symptôme. Mais il faut, si je ne m'abuse, faire une distinction importante : quand la thérapeutique s'adresse à des phénomènes contingents, surajoutés, comme l'hémorrhagie bronchique dans la phthisie pulmonaire, elle a toutes chances de rester loin de la maladie, et partant inefficace; mais s'il s'agit, pour ainsi dire, d'un *symptôme constituant*, comme le spasme dans le tétanos, ne devons-nous pas dire que le symptôme a pour condition immédiate la maladie elle-même, et qu'un agent qui supprime l'un prouve par là même qu'il a touché l'autre? Cette remarque nous engage à tenter de nouveaux essais, et à ne pas nous décourager dans les recherches thérapeutiques.

(1) Le Fort, *Disc. de la Soc. de chir.*, 6 mai — 20 mai 1874.

OBSERVATIONS

Les documents publiés sur le tétanos sont innombrables. Je n'ai pas voulu reproduire ici d'observations déjà publiées, car, parmi tant de matériaux intéressants à divers titres, le choix eût été impossible. J'ai cependant fait une exception en faveur des faits que j'ai recueillis, et dans lesquels j'ai puisé une partie des notions précédemment exposées. Un grand nombre d'autres, qui m'ont également servi, se trouvent dans les journaux ou les recueils scientifiques, et notamment dans d'excellentes thèses présentées à la Faculté de médecine, et que j'ai citées en partie : Laurent, Soubise (1870), Budin, Leclerc, Guichard (1872), Gontier, Lardier (1874), etc.

Aux observations qui me sont personnelles, j'en ai joint plusieurs inédites, que je dois à l'obligeance de mes collègues Cartaz, Carpentier-Méricourt, Levrat, Ceccaldi et Foucart. Tous les types que j'ai décrits plus haut ne se retrouvent pas dans cette collection peu nombreuse ; mais les principales formes, celles que nous voyons le plus souvent en France, y sont représentées avec les causes, la marche, l'issue que je leur ai assignées dans ce travail.

OBSERVATIONS PERSONNELLES.

Forme subaiguë terminée par la guérison.

OBSERVATION I

Tétanos traumatique guéri par le chloral.

Le nommé Paul Leclerc, journalier, âgé de 20 ans, entre à l'hôpital Lariboisière, salle Saint-Louis, n° 11, dans le service de M. Verneuil, le 29 janvier 1870.

Ce malade, il y a quinze jours, eut le doigt écrasé dans une porte. Il habite à Paris, dans une chambre humide.

Pendant huit jours, il continua à travailler, sans s'inquiéter de son mal, et c'est au bout de ces huit jours seulement qu'il sentit un peu de roideur dans la mâchoire. Il n'y fit pas d'abord grande attention ; mais le 25 janvier, le trismus devint assez fort pour gêner la mastication, et le 29, il se décide à entrer à l'hôpital.

État actuel. — C'est un garçon robuste, bien portant d'ailleurs. L'extrémité du médius de la main droite a été écrasée, mais la plaie est en voie de cicatrisation, et très-peu douloureuse à la pression. Le trismus est déjà assez fort, mais n'empêche pas complétement l'introduction des liquides ; les mâchoires peuvent être écartées de quelques millimètres. Aucune contraction dans le reste du corps, sauf à la nuque, qui est le siége d'une douleur modérée. Aucune dysphagie, aucune gêne de la respiration. La face est comme bouffie, les yeux à demi fermés par la contracture des orbiculaires ; rire sardonique. Temp. 36°,2.

La contracture durant déjà depuis huit jours, et ne s'étant pas généralisée; de plus, la déglutition et la respiration étant libres, on pense avoir affaire à un tétanos à forme lente, et on conserve quelque espoir de guérison.

Le 29 au soir, on institue le traitement : on couvre le malade pour provoquer la sueur, et on prescrit l'opium (*vingt* centigrammes dans la nuit). Temp. 37°,6.

Le 30, potion avec *huit* grammes de bromure de potassium et trois injections de *un* centigramme de chlorhydrate de morphine à la nuque. Temp. 37° (matin), 37°,7 (soir).

Le 31, nouvelle potion semblable, injections plus fréquentes. La contracture apparaît dans les muscles abdominaux et les adducteurs de la cuisse. Il y a un peu de difficulté à uriner. Mêmes douleurs cervicales. Temp. 37°.

L'urine, retirée par le cathétérisme, se montre chargée d'urates, mais sans trace de sucre ni d'albumine. Temp. 37°,6 (soir).

Le 1er *février*. — Le trismus n'a pas augmenté. La respiration et la déglutition sont toujours libres; mais la contracture des adducteurs a augmenté, l'abdomen est très-dur, et il y a quelques spasmes toniques. De plus, le malade se plaint de douleurs très-violentes et continues dans les aines, qui l'ont empêché de dormir, et lui font jeter des cris.

On continue les moyens propres à provoquer la sueur, ainsi que les injections de morphine; on supprime le bromure de potassium, et on prescrit une potion avec *quatre* grammes de chloral à prendre dans les 24 heures.

Une injection de morphine (*un* centigr.) est faite dès le matin, et un quart de la potion, soit *un* gramme de chloral, est administré en même temps.

Au bout de 10 minutes, n'entendant plus le malade pousser des cris de douleur, on revient à son lit et on le trouve endormi d'un profond sommeil, dont les secousses ne peuvent le tirer. La respiration est ample, silencieuse, le pouls est calme et de force moyenne. En écartant les mâchoires, on les trouve notablement moins serrées, la tête est moins renversée en arrière. Temp. 37°,7.

A 1 heure de l'après-midi, le malade dort toujours profondément. La contracture des adducteurs a cessé, on fléchit facilement la tête, l'abdomen est à peine tendu. En touchant celui-ci avec la main très-froide, on réveille légèrement le malade, et on détermine un spasme peu intense (opisthotonos) qui cesse aussitôt ; le malade retombe dans son assoupissement. On ne fait pas de nouvelle injection de morphine.

A 6 heures du soir, on retrouve le malade réveillé, encore un peu somnolent, mais sans aucune douleur. Il ouvre lui-même la bouche plus facilement que le jour de son entrée. La contracture des adducteurs est à peu près ce qu'elle était ce matin. On l'a réveillé dans la journée pour lui offrir du bouillon et du potage, qu'il a pris facilement et avec plaisir. Etat moral excellent. Temp. 38°.

La potion de quatre grammes ayant été achevée à 6 heures du soir, on en prescrit une nouvelle avec *deux* grammes de chloral pour la nuit. Elle est commencée à 8 heures du soir ; aussitôt le malade s'endort profondément. A 5 heures il se réveille, avec des douleurs très-violentes dans les aines.

Le 2. — A la visite du matin, spasmes répétés et douleurs très-vives. Abdomen très-dur, muscles adducteurs violemment contractés. La nuque est beaucoup moins libre qu'hier dans la journée. Rien dans les membres supérieurs, ni dans les muscles thoraciques.

On fait immédiatement une double injection de morphine dans les deux aines (*deux* centigrammes), puis on attend trois quarts d'heure, afin d'observer séparément les deux médicaments. Les spasmes et les douleurs continuent, sans aucune amélioration. Au bout de trois quarts d'heure on donne *un* gramme de chloral (potion avec *six* grammes pour les 24 heures), et, dix minutes après, le malade dort profondément. Un nouvel examen pendant le sommeil montre que les mâchoires s'écartent mieux, que l'abdomen est positivement plus souple, et que les adducteurs sont complétement relâchés. Temp. 37°,8.

Le malade continue à dormir jusqu'à 2 heures de l'après-midi. Puis il se réveille et prend un potage avec appétit. A 5 heures 1/2 du soir, il est toujours calme ; la contracture est presque entièrement revenue, mais sans spasmes ni douleurs. Temp. 38,8.

La potion avec *six* grammes de chloral étant épuisée, on prescrit de nouveau *deux* grammes pour la nuit.

Le 3, visite du matin. — Le malade est réveillé depuis 7 heures du matin ; il ne souffre pas, et se trouve dans le même état de relâchement qu'hier pendant le sommeil. Les spasmes sont rares et peu douloureux.

Une double injection de morphine dans les aines détermine un spasme assez fort. Temp. 39° (élévation notable de la température depuis hier).

Dans la journée, étant toujours sous l'influence du chloral (potion avec *dix* grammes), il se réveille de temps en temps, et prend son potage et même un peu de viande avec plaisir. La résolution relative de ce matin continue.

Soir, temp. 38°,2. — On ne fait pas de nouvelle injection de morphine, afin de ne pas provoquer de spasmes.

Le 4. — Etat moins satisfaisant. Les muscles ne sont pas beaucoup plus contractés, mais il se plaint de nouveau de douleurs très-vives dans les aines, et de plus, d'une douleur épigastrique violente. Il n'a pas été à la selle depuis son entrée. La miction est impossible ; cependant, par le cathétérisme, on ne trouve pas d'obstacle spasmodique. Temp. 38°,6.

Prescription : trois cuillerées à café d'huile de ricin ; trois injections de morphine dans les 12 heures, en augmentant les doses ; *six* grammes seulement de chloral dans *deux cent cinquante* grammes d'eau au lieu de *cent vingt*, afin de ne pas irriter l'estomac.

5 heures 1/2 du soir. — L'huile de ricin n'a produit aucun effet. Le malade a continué à souffrir jusqu'à 3 heures, en poussant des gémissements. On a commencé alors la potion, et dès la première cuillerée, le sommeil est arrivé. Actuellement, il dort profondément et les muscles sont plus relâchés

que jamais. On ne fait pas de nouvelle injection de morphine, afin de ne pas le réveiller et d'éviter les spasmes. Temp. 39°.

Dans la soirée, il se réveille, avec des douleurs inguinales. Injection de morphine et cathétérisme.

Le 5. — Le malade n'a pris hier que la moitié de sa potion soit *trois* grammes de chloral. Ce matin, la douleur épigastrique est disparue, mais les douleurs inguinales continuent, et la contracture est revenue assez forte et paraît plus générale; les jambes ne peuvent se fléchir qu'avec une certaine peine. Temp., 37,5.

Prescription : lavement purgatif. Potion avec *six* grammes dans *deux cent cinquante* grammes d'eau. On renoncera aux injections de morphine, et on placera le malade dans une gouttière de Bonnet, afin d'éviter les spasmes lorsqu'on change les alèzes.

Douleurs inguinales et gémissements toute la journée. Le lavement purgatif ne produit aucun effet. On commence la potion à six heures du soir seulement. A cette heure, la contracture est plus violente que les jours précédents, tout le membre inférieur est dans l'extension forcée (il n'a pris que très-peu de chloral depuis deux jours). Temp., 38°.

Dans la nuit, le malade va une fois à la selle.

Le 6, visite du matin. — La contracture étant plus forte que jamais, la nuque plus douloureuse, le trismus plus marqué, on reprend les doses élevées de chloral (*huit* grammes). Temp., 37,9. L'appétit est très-diminué.

La journée se passe dans une demi-somnolence, qu'on entretient en donnant peu à peu la potion. Le soir, spasmes très violents. Temp., 38,2.

La nuit se passe sans sommeil, mais sans douleurs vives.

Le 7. — Douleurs et spasmes très-violents. Temp., 38,4. On reprend les injections de morphine, *deux* centigrammes matin et soir, et on prescrit *dix* grammes de chloral.

Aussitôt que le chloral est administré, le malade s'endort. Le soir, il ne souffre plus, quoique réveillé; il plie un peu les jambes, fléchit légèrement la tête; les spasmes sont rares;

le trismus seul ne cède pas sensiblement. Vers cinq heures, il a uriné sans cathétérisme. La potion étant épuisée, on prescrit de nouveau *deux* grammes pour la nuit (*douze* grammes dans les 24 heures). Temp., 38°.

Le 8. — La nuit a été très-bonne ; même état, contracture modérée. Temp., 38°.

La journée se passe également bien. A midi, il sent venir les spasmes ; on donne aussitôt le chloral, et le calme revient. L'appétit est satisfaisant. La gouttière de Bonnet est mise de côté. Temp., 38,3, le soir.

Le 10. — Petite recrudescence de spasmes, coïncidant avec un froid très-vif depuis hier soir. On continue la potion avec *dix* grammes de chloral.

Jours suivants. Amélioration progressive. Le trismus et la contracture des muscles abdominaux cèdent peu à peu, l'appétit est considérable. La température se maintient à 37° et quelques dixièmes. On ne donne que *six, quatre, trois* grammes de chloral dans les 24 heures.

Le 19. — Rechute complète. Il a eu hier soir un grand frisson, qui reste encore inexpliqué. La plaie est un peu douloureuse, l'extrémité du doigt est un peu enflée, mais la cicatrisation est toujours en bonne voie. Ce matin, spasmes violents et douleurs inguinales comme par le passé. Temp., 38.

Les *dix* grammes de chloral sont donnés de nouveau.

Le soir, on le trouve dormant profondément.

Le 20. — Les spasmes ont diminué. Temp., 38. L'amélioration se prononce de nouveau ; on donne régulièrement les *dix* grammes de chloral.

Le 25. — Nouvelle rechute ; la contracture recommence aussi violente, mais sans grandes douleurs. On donne jusqu'à *quatorze* grammes de chloral dans les 24 heures.

La nuit est bonne, et le 26 tout est rentré dans l'ordre.

Les jours suivants, la contracture disparaît peu à peu, et la guérison se confirme. Le malade se lève vers le 10 mars, et sort de l'hôpital, définivement guéri, le 24 mars. Il a pris en tout plus de *deux cents* grammes de chloral dans l'espace de 38 jours.

La dose minimum est de *trois* grammes par jour, et la dose maximum de *quatorze* grammes.

OBSERVATION II

Tétanos traumatique guéri par le chloral.

Le nommé Edmond C...., trente-six ans, journalier, entre à l'hôpital Lariboisière, le 1ᵉʳ avril 1871, dans le service de M. Verneuil, salle Saint-Louis, n° 21.

Il porte, sur la région pariétale gauche, une plaie de 7 à 8 centimètres de long, superficielle et sans décollement. La blessure remonte au 17 mars. Le 27, se fit sentir un commencement de roideur dans la mâchoire, et presque en même temps dans les jambes, mais aucune douleur cervicale, aucune gêne dans la déglutition ni dans la respiration.

Le malade se présente à la consultation, marchant très-difficilement, les jambes raides, et souffrant de la région lombaire. Les mâchoires sont étroitement serrées, aucun écartement n'est possible; la face offre l'expression du rire sardonique, la tête est légèrement renversée en arrière. La plaie du cuir chevelu est presque complétement cicatrisée.

Lorsque le malade est couché, on constate les faits suivants : rigidité absolue des masséters; spasmes dans les jambes, peu douloureux, mais fréquents; contracture assez forte des muscles abdominaux sans douleur notable; opisthotonos léger; membre supérieur indemne, respiration et déglutition libres.

A deux heures de l'après-midi, on entoure d'ouate les bras et la poitrine, on couvre le lit d'un édredon, et l'on prescrit une potion avec 6 grammes de chloral.

A 6 heures du soir, 3 grammes environ ont été ingérés. Le malade est assoupi sans dormir profondément, et a pris du bouillon avec appétit, à plusieurs reprises. La contracture des masseters et des muscles abdominaux n'a pas changé, mais il affirme que les spasmes des jambes ont cessé complétement.

Le 2. La nuit a été bonne; les jambes sont relâchées; au dire du malade, la contracture des muscles abdominaux diminue par intervalles. On prescrit 10 grammes de chloral.

La somnolence continue toute la journée, mais le sommeil n'est pas absolu. L'appétit est conservé, le bouillon est pris avec plaisir. Les mâchoires s'écartent un peu plus. La nuit suivante se passe dans un profond sommeil.

Le 3. — Aucun changement. La potion est maintenue à 10 grammes.

Le 4.—La contracture des masséters a légèrement diminué, car un potage au tapioca peut passer, quoique avec peine. Les mouvements de la tête sont un peu plus libres.

Les jours suivants, la potion est portée à 12, puis à 15 grammes. Le sommeil devient plus profond et plus continu. Le malade reste endormi généralement depuis la visite du matin jusqu'à celle du soir, et se réveille entre quatre et cinq heures pour prendre du potage. La nuit est toujours bonne. Les spasmes des jambes ne reviennent pas, mais le ventre est aussi dur; la mâchoire se relâche par intervalles, puis se resserre au moindre contact. La température, prise régulièrement depuis le 5 avril, reste comprise entre 36°,5 et 37°.

Du 9 au 13, la température ne monte pas, mais la contracture augmente. Le cou est plus raide, les spasmes se réveillent de temps à autre dans les jambes; la nuit est agitée, le malade tombe de son lit en voulant se lever. Il dort encore dans l'après-midi, sauf le 12 et le 13, où les douleurs dans le ventre empêchent complètement le sommeil. La contracture des muscles abdominaux est devenue plus forte que pendant les premiers jours. La constipation opiniâtre est combattue par les lavements et l'huile de croton. Cependant le bouillon et les potages sont pris avec plaisir.

Apprenant que la potion n'a pas été donnée très-régulièrement depuis quelques jours, M. Verneuil recommande d'administrer intégralement les 15 grammes dans les 24 heures.

Du 14 au 17, les douleurs se calment ; le malade est plongé, sous l'influence du chloral, dans un véritable abrutissement. Il est comme ivre, endormi ou agité, et répond à peine aux questions. *Subdelirium* toute la nuit. Pendant ce temps, le ventre est beaucoup plus souple, et les mâchoires s'écartent beaucoup mieux que les jours précédents.

M. Verneuil diminue progressivement la dose de chloral, qui tombe de 15 à 12, puis à 8, puis à 4 grammes dans les 24 heures. Le calme revient peu à peu ; le 20, toute agitation a disparu ; la contracture est faible, les mâchoires continuent à s'écarter beaucoup mieux, sauf dans quelques accès assez éloignés. L'intelligence est toujours très-obtuse, et la somnolence habituelle.

L'appétit, qui n'a jamais cessé complétement, est devenu très-vif. Le 22, le malade mange du pain pour la première fois.

Le 23, après être resté levé toute la journée, il est pris d'un nouvel accès qui le force à rester au lit les deux jours suivants. La température, qui jusque-là n'avait pas une seule fois dépassé 37°, monte subitement à 38° et 39°, puis revient à 37°2, 37°, 36°6, à partir du 26.

Le 30, tout est rentré dans l'ordre, et la guérison se complète dans la semaine suivante.

Le malade quitte l'hôpital le 8 mai.

OBSERVATION III

Tétanos traumatique sans plaie, traité par le chloral. Guérison.

Le nommé C..., 46 ans, journalier, entre à l'hôpital Lariboisière, le 19 juillet 1870, dans le service de M. Verneuil, salle Saint-Augustin, n° 29.

Le 17 juillet, en portant une poutre sur ses épaules, il tomba et fit un violent effort pour se retenir. Il put à peine marcher après l'accident, et, le soir du même jour, il sentit des douleurs vives dans les cuisses et dans les aines, avec des accès de raideur convulsive dans tout le membre inférieur. Le trismus se déclara le 19 juillet au matin, c'est-à-dire 36 heures environ après le début des spasmes dans les deux jambes.

Au moment de son entrée, on constate les faits suivants : trismus, permettant à peine un écartement de 5 millimètres ; rire sardonique, douleur vive au niveau des masséters, respiration et déglutition libres, bonne humeur, membres supérieurs indemnes. Les accès de spasmes toniques dans les membres inférieurs, avec douleur vive dans tout le membre et surtout dans la région inguinale, reviennent toutes les 5 ou 6 minutes, et durent au moins 2 minutes, souvent davantage. Le moindre attouchement les détermine. Les muscles de l'abdomen sont contracturés, mais moins que les adducteurs et le triceps. Une sueur abondante couvre la face. Lorsqu'on examine les membres inférieurs, on n'y trouve aucune trace de violence, aucune ecchymose, mais la pression des masses musculaires est douloureuse.

Le 29, ouate et édredon, potion avec 6 grammes de chloral. On donne un quart de la potion à 11 heures ; un autre quart à midi. Alors le malade se sent mieux, et dit qu'il ouvre mieux la bouche. Troisième quart à midi et demi ; à 1 heure le malade s'endort profondément. Sommeil calme jusqu'à 4 heures, pendant lequel on observe de loin en loin quelques spasmes légers. A 4 heures il se réveille, prend un potage et un œuf, puis se rendort avec la fin de la potion. Une nouvelle dose de *six* grammes est prescrite pendant la nuit ; de temps en temps on réveille le malade pour la lui faire prendre ; elle est achevée à 3 heures du matin. Le sommeil dure toute la nuit sans souffrances.

Le 21, le malade est dans une somnolence profonde ; il faut le secouer violemment pour attirer son attention et obtenir une réponse. On le découvre et on le touche sans déterminer de spasmes. Les mâchoires s'écartent beaucoup mieux qu'hier. Le membre inférieur droit paraît complétement relâché ; la jambe gauche et les muscles abdominaux offrent encore un peu de contracture. On le laisse dormir, en recommandant de lui donner du bouillon froid, de l'eau rougie, du potage à chaque réveil. Une potion de 6 grammes est encore prescrite ; elle sera donnée en plusieurs fois jusqu'à la visite du soir, puis renouvelée pour la nuit.

Le 22, le malade est tranquille, de bonne humeur, et répond bien aux questions ; il vient de se réveiller après avoir dormi toute la nuit ; il n'a ni douleur ni spasmes, les jambes sont dans le relâchement, les mâchoires s'écartent relativement bien ; les muscles abdominaux sont encore assez durs. Hier, dans la soirée, il avait un peu d'agitation ; comme il est soupçonné d'alcoolisme, on se demande si au tétanos ne se joindrait pas un peu de *delirium tremens*, et si le chloral ne remplirait pas ainsi une double indication.

Dans la soirée, le malade est calme, mais il ne dort pas; le trismus a augmenté. Le 23 au matin, même état, pas de sommeil ; les mâchoires ne s'écartent que de 3 ou 4 millimètres. Informations prises, on apprend que la potion n'a pas été administrée dans la journée d'hier, et que le malade en a pris très-peu dans la nuit. On recommande la plus grande régularité dans l'administration du médicament.

Les jours suivants, le malade est maintenu dans une somnolence presque continuelle, à l'aide de doses de chloral qui ne dépassent pas 8 gram. dans les 24 heures. La température, qui, du 20 au 23, avait oscillé entre 37°5 et 38°4, ne dépasse plus 37°5. Dès le 28, le trimus est très-peu prononcé. A trois reprises seulement, pendant cette période, quelques spasmes douloureux, mais de courte durée, se sont fait sentir dans les membres inférieurs. La constipation habituelle a été combattue par les lavements et l'huile de croton.

Toutes les fois qu'il ne dort pas, le malade est gai, mais de la gaieté des alcooliques, dont il a le facies. Il veut se promener dans le jardin ; on le lève, en effet ; on l'aide à marcher, à partir du 28. Le 29, on supprime le chloral. Le 30, on lui donne un peu plus de vin et du laudanum. Ce nouveau traitement le rendort et calme absolument le léger degré d'agitation qu'il avait encore. Du 1er au 10 août, le trismus, dernier symptôme du tétanos, disparaît peu à peu, et le malade quitte l'hôpital le 11.

OBSERVATIONS INÉDITES.

Forme aiguë terminée par la mort.

OBSERVATION IV

Recueillie par M. Cartaz, interne des hôpitaux. — Tétanos traumatique aigu. Mort.

Thouilleux (Marie-François), âgé de 25 ans, domestique, entré le 17 août 1870, salle Saint-Sacerdos, à l'Hôtel-Dieu de Lyon, service de M. le D\u1d63 Ollier.

Il y a 5 jours, en manœuvrant une voiture, ce jeune homme eut la main prise entre un mur et le brancard ; il en résulta un écrasement de l'annulaire de la main droite au niveau de la première phalange, à la partie moyenne. Deux jours après, le doigt prenait une couleur violacée, se raccornissait, suivant l'expression du malade, et devenait insensible.

A son entrée, on constate une gangrène sèche de l'annulaire ; pas de douleurs dans la plaie ; l'os est cependant broyé et le doigt ne tient plus que par quelques lambeaux de tissu ; état général très-satisfaisant ; bon appétit ; les grandes fonctions s'exécutent bien.

18 *août.* — On enlève le doigt mortifié et on résèque l'extrémité de la première phalange. Julep diacodé.

Le 21. — On s'aperçoit ce matin d'une expression particulière, légèrement sardonique, sur le visage du malade. Roideur du cou. Trismus permettant encore un écartement des mâchoires de 2 centimètres. La plaie n'est pas douloureuse ; pas de douleurs le long du bras ; pas de secousses convulsives dans le membre supérieur. La flexion et l'extension se font facilement et sans douleur. Le malade dit que depuis un jour il avait une légère difficulté pour manger, mais elle l'incommodait si peu qu'il ne s'en était pas plaint. P. 112 ; T. rect. 38,2. Peau sèche ; langue humide et rose. — On institue comme traitement des sudations abondantes et le bromure de potassium (10 gr. par jour). Des interrogations précises amènent comme résultat que le malade aurait eu depuis le jour de l'opération jusqu'au 19 août soir, de légers picotements, parfois douloureux, le long du bord interne de l'avant-bras, sans jamais dépasser le coude.

Soir. — Pas de raideur du cou ; pas de dysphagie ; pas de douleur le long du bras ou au niveau de la plaie. Trismus persistant ; sueurs abondantes. Pouls 70. T. r. 38,4. 2° potion avec 10 gr. bromure.

Le 22. — P. 82. T. 38,4. Trismus plus prononcé. L'écartement des mâchoires est à peine de $0^m,04$. Un peu de roideur du cou ; rien dans les membres inférieurs ni supérieurs. 3° potion *ut supra*.

Soir. — P. 24. T. 38,9. Le trismus augmente beaucoup. Un peu de roideur du tronc. 4° potion.

Le 23. — P. 100. T. 39,4. Le trismus est si intense qu'il ne permet presque aucun écartement des mâchoires. Crampes douloureuses dans les membres. Opisthotonos revenant par crises. En présence de la gravité de ces phénomènes et de la marche rapide, M. Ollier se décide à pratiquer la névrotomie. Anesthésie par l'éther, section du nerf cubital dans la gouttière épitrochléenne, du nerf médian à $0^m,06$ au-dessus du pli du coude et du nerf radial à $0^m,11$ de ce pli, au moment où il devient rectiligne après avoir contourné l'humérus ; la section de ces trois nerfs a été complète, faite avec les ciseaux, une fois le nerf chargé sur la sonde cannelée. Les plaies sont réunies par une suture métallique ; aucun autre médicament que des boissons sudorifiques n'est administré jusqu'au soir.

Soir, 5 heures. — P. 140. T. r. 41. Resp. 38. La rigidité est aussi complète que le matin ; pas de détente ; pas de douleurs dans le membre. Trismus aussi complet; le malade a de la peine à boire, par suite de l'impossibilité d'écarter les dents. Sensibilité complétement abolie dans tous les doigts à leur face palmaire et dorsale, également abolie sur le bord externe et la partie moyenne de la face dorsale et palmaire de la main, conservée sur le bord interne des deux faces. Mouvements de flexion et d'extension de la main s'exécutant mal; aucun mouvement dans les doigts; le malade répond lentement aux questions, il faut éveiller vivement son attention, et ses réponses ne peuvent être considérées comme absolument vraies. Pot. 15 gr. bromure. Le malade est assez calme jusqu'à 8 heures du soir; à partir de ce moment il est pris de mouvements convulsifs très-douloureux. Ces convulsions durent jusqu'à l'heure de sa mort, une heure du matin.

Autopsie. — 28 heures après la mort.

Rigidité cadavérique peu prononcée. Cavité crânienne : sinus gorgés de sang noir. Cerveau assez mou ; rien de particulier à la coupe ; méninges cérébrales normales. Méninges rachidiennes congestionnées. La moelle est très-ramollie; la diffluence est telle, au niveau de la portion cervicale, un peu au-dessous du bulbe, qu'elle se réduit en bouillie à la moindre pression.

La section des trois nerfs a été complète ; les deux bouts du radial et du cubital sont séparés au niveau de la section par un intervalle de $0^m,015$. Un des rameaux du cubital (face dorsale) plonge au milieu de la plaie du doigt. Le nerf médian sectionné, ainsi qu'un petit filet situé en dedans et qui n'est qu'une de ses branches, présente entre ses deux bouts un écartement de $0^m,02$ au moins. Dans le bout inférieur, une hémorrhagie s'est produite dans la gaîne même du nerf sur une longueur de $0^m,08$. Rien d'anormal sur leur trajet au-dessus de la section. Viscères normaux. Poumons congestionnés à la base.

OBSERVATION V

Recueillie par M. Cartaz, interne des hôpitaux. — Tétanos traumatique aigu.
Mort.

Joncheret (Alphonse), âgé de 11 ans, entre le 26 mai 1872, salle Saint-Côme, n° 7, hôpital des Enfants-Malades, service du Dr Giraldès. Dans la journée d'hier, cet enfant a eu l'avant-pied écrasé par un bloc de fer. Cet écrasement a intéressé tous les orteils et l'extrémité des métatarsiens. A son arrivée, on constate une plaie contuse, avec sphacèle d'une partie des tissus ; deux orteils sont tombés. Les extrémités des métatarsiens sont en partie broyées ; on excise les parties mortifiées. Pansement ouaté.

28 mai. — Le pansement est défait par inadvertance sous prétexte de mauvaise odeur. Plaie en bon état. Pas de douleur. Pansement à l'alcool phéniqué.

Le 30. — Nouveau pansement ouaté. Etat général parfait.

3 juin. — Sans cause de refroidissement appréciable, le malade se portant bien la veille, à 5 heures du matin, la religieuse remarque, en voulant donner à boire au petit malade, un resserrement des mâchoires. Trismus assez prononcé, ne permettant guère qu'un écart d'un centimètre entre les deux mâchoires. Opisthotonos léger. Peau médiocrement chaude. Pas de rictus sardonique.

Pouls 124. Temp. 38,2. Resp. 60. Pour la journée, 3 lavements de chloral de 3 grammes chaque. Dans la journée, 4 injections hypodermiques à la région cervicale de 5 milligr. chaque. Chlorhydrate de morphine. Thé au rhum.

Soir. P. 120. T. 38°,8. Pas d'accentuation notable des symptômes.

Insomnie pendant la nuit, assoupissement vers le matin.

Le 4. — P. 152. T. 39°. R. 40. Selle normale, urine facilement. Trismus très-prononcé. Impossibilité d'écarter les mâchoires. Les mouvements de déglutition provoquent des spasmes. Opisthotonos très-marqué. Facies sardonique. Légère contracture des membres supérieurs. Sueurs perlées à la face. Peau sèche sur le reste du corps. Dans la journée d'hier et dans la nuit, le petit malade a pris environ un litre de thé au rhum.

Sensibilité intacte sur tous les points du corps.

Même dose de chloral.

Soir. P. 180. T. 41°. R. 40. Depuis ce matin, 4 injections de 0 gr. 01 chaque : chlorhydrate de morphine, et deux lavements de trois grammes chaque : chloral. Prostration. Contracture augmentée des membres supérieurs, pas de contracture des membres inférieurs. Ventre modérément tendu. Opisthotonos de plus en plus marqué. Sous l'influence d'une injection dans la région massétérine l'écartement des mâchoires se fait un peu plus facilement. Quelques râles trachéaux. On retire avec la sonde un demi-verre d'urine limpide, foncée, sans albumine. Le passage de la sonde détermine un spasme général. Selles involontaires.

10 *heures du soir*. P. 150. T. 42°. Respiration tellement précipitée qu'on ne peut pas la compter. Face pâle. Pas d'apparence de cyanose.

Mort à 11 heures du soir.

Autopsie. — 34 heures après la mort.

Pas de rigidité cadavérique.

Les méninges cérébrales et rachidiennes sont peu injectées. Congestion cérébrale assez intense. Pas d'épanchement de sérosité dans les ventricules. Des coupes pratiquées dans toute l'épaisseur du cerveau montrent un piqueté hémorrhagique assez confluent. Rien d'apparent à l'œil nu dans la moelle.

Poumons : Congestion des lobes inférieurs. Quelques caillots mous et noirs dans le cœur.

Foie, reins, rate, normaux.

Plaie. Pas d'infiltration purulente dans les gaines tendineuses et dans les articulations médio-tarsiennes. Les nerfs périphériques disséqués sur une longue étendue ne présentent rien d'anormal.

Observation VI

Recueillie par M. Cartaz, interne des hôpitaux. — Tétanos traumatique aigu. Mort.

Durogamme, Pierre, âgé de 32 ans, cordonnier, entre le 12 janvier 1874 salle Saint-Gabriel, n° 19, à l'hôpital de la Pitié, service du Dr Labbé.

Le malade a eu il y a quelques jours un doigt de la main droite écrasé, l'extrémité du doigt est gangrenée; pas de menaces de phlegmon. La plaie est depuis deux jours le siége de picotements douloureux, et depuis hier soir le malade éprouve une certaine raideur des mâchoires. A son entrée on constate (le 13 janvier) un trismus léger, l'écartement des mâchoires est assez facile, et le malade peut manger sans peine; mais il est inquiet, pusillanime. 0 gr. 05 extrait d'opium.

14 janvier. — Trismus plus prononcé. Pas de crampes dans le bras. Pas d'opisthotonos. Un peu de dysphagie, sudations assez abondantes. Prend dans la journée 0 gr. 15 d'extrait thébaïque, cataplasmes laudanisés sur la plaie.

Le 15. — Trismus plus prononcé. On ampute l'extrémité gangrenée du doigt sans anesthésie.

7 grammes de chloral.

Le 16. — 10 grammes de chloral.

Le 17. — Trismus très-prononcé. Opisthotonos. Contractures très-douloureuses le long du bras.

10 gr. de chloral.

Le 18. — Temp. rectale, 38°. — *Soir*, 38°,2. L'écartement des mâchoires n'est plus que d'un centimètre. Opisthotonos assez marqué. Toujours un peu de dysphagie. — 11 gr. 50 de chloral. Sous l'influence de cette dose donnée par fractions successives, le malade sommeille d'une façon à peu près continue jusqu'au soir.

Le 19. — T. 38°, 3. — *Soir*, 39°, 8. P. 132. R. 40. Bien que la dysphagie soit peu prononcée, on n'a rien pu faire avaler au malade.

Soir. Injection sous-cutanée de 1 gr. de chloral. Sudations très-abondantes pendant la nuit.

Le 20. — T. 38° 8. Ce matin il semble y avoir une légère détente. Le malade ouvre un peu mieux la bouche. Il a pu boire un peu, mais l'opisthotonos est très-accentué, et il a toujours des accès de contracture dans le membre supérieur droit, et dans les muscles thoraciques.

Soir : T. 39°,5. P. 116. R. 40. Face congestionnée. Trismus des plus prononcés. Sueurs abondantes. Respiration trachéale avec écume à la bouche.

Mort à 5 heures du matin, sans secousse convulsive terminale.

Autopsie. — Rien de particulier dans les viscères, sauf une congestion très-accusée des deux poumons.

Les organes du système cérébro -spinal ont été l'objet d'examens histologiques.

Les nerfs de l'avant-bras n'offrent rien de particulier. La rougeur que les filets nerveux présentent au niveau de la plaie s'arrête à ce point, et ne remonte pas au delà.

OBSERVATION VII

Recueillie par M. Carpentier-Méricourt, interne des hôpitaux.
Tétanos traumatique aigu. Mort.

Au n° 14 de la salle Saint-Charles est couché un jeune homme robuste, âgé de 25 ans, d'une bonne santé habituelle, et présentant actuellement tous les signes d'un tétanos commençant : crampes fulgurantes dans le dos, peu vives à la vérité, mais contracture des masséters et impossibilité d'ouvrir la bouche et d'écarter les maxillaires de plus de 1 cent. 1/2.

Le malade raconte que, le 11 avril (il y a 10 jours par conséquent), il était occupé à moudre du café, lorsqu'il fit un mouvement brusque, et sa main allant frapper et briser la glace d'une porte vitrée, il se fait une forte entaille au poignet droit, au-dessus de l'articulation qui est saine. Un médecin est appelé, et pratique des sutures, qu'un gonflement très-doureux oblige à enlever le 20 avril. Bandelettes de diachylon..... Pendant ces 9 jours, le blessé cesse de travailler, et reste couché dans une chambre dont il a la mauvaise habitude de laisser la fenêtre ouverte pendant la nuit.

Le vendredi 19, en s'éveillant, il se trouve un peu souffrant, il accuse de la gène de la respiration, pas de toux, une sensation de poids sur la poitrine ; il mange cependant sans difficulté ; mais le soir, roideur dans les mouvements de la mâchoire, en même temps difficulté pour avaler les aliments solides.

La roideur des mâchoires augmentant, le malade se décide à entrer à l'hôpital, et il dit que pendant qu'il descendait de sa chambre, située au 6e étage, il n'a ressenti aucune douleur nulle part, et que ce qui le tourmentait seulement était « son poids sur la poitrine ». Il avait déjà, depuis le matin, le cou un peu roide, et ne pouvait qu'avec grand'peine abaisser la tête sur la poitrine, tandis qu'il la mouvait facilement de droite à gauche. Dans la nuit du 21, il prend une potion avec 10 gram. de chloral.

Le 22. — Pansement de la plaie, qui n'avait pas été vue depuis le 20. On constate une plaie assez nette, perpendiculaire à l'axe de l'avant-bras, siégeant un peu au-dessus du poignet droit, à la face dorsale. Aspect noirâtre, odeur un peu fétide. A côté et en avant, autre plaie, à bords déchiquetés, de meilleur aspect et suppurante.

La main est gonflée modérément. Pansement à l'alcool.

Le malade est dans le décubitus dorsal, il ne peut fléchir la tête sur le thorax, mais l'incline bien à droite ou à gauche.

Si on soulève le blessé, la tête retombe en arrière, attirée par la contracture modérée des muscles extenseurs du cou, les sterno-mastoïdiens sont très-durs, fortement contractés.

La bouche ne peut être ouverte, toutefois l'écartement des

mâchoires permet à la langue de sortir assez bien : elle est sèche ; dents fuligineuses.

Le malade se plaint de céphalalgie, face très-colorée. Rien du côté de la vue, pupilles non contractées, le malade tient les yeux fermés.

Peau sèche. Temp. axillaire 37°.

Pouls 88.

Traitement. — Pilules d'hyosciamine de 0,004 (3 dans la journée), lavement purgatif.

Soir, 4 heures. — Pouls faible, petit, 105.

Temp. 38,4.

Tête brûlante, coloration presque veineuse des joues et des pommettes.

Haleine fétide.

Le malade dit ressentir moins de pesanteur au-devant de la poitrine et respirer plus facilement. Roideur du cou dans le même état, ni plus ni moins forte.

Réponses nettes et faciles.

Le 23 avril, *matin.* — 1 pilule d'hyosciamine. Bouillon, vin.

Pouls 84.

Temp. 38,2.

1 heure. — Injection hypodermique, 0,004 d'hyosciamine. Pouls 104.

3 heures. — Sueurs profuses, rien du côté des yeux ni du côté de l'ouïe. Lorsqu'on tire les rideaux du lit ou qu'on frappe un peu sur les bords du lit, on voit le visage se contracter vivement.

Ecartement des mâchoires à peu près impossible et très-douleureux ; le malade fait seulement des mouvements d'abaissement et de projection en arrière.

Roideur du cou plus grande. Le malade se plaint de crampes fulgurantes dans le côté gauche du thorax et dans le dos. Région lombaire fortement cambrée ; en ce moment, douleur assez forte, on voit le corps se soulever et former une arcade, dont les piliers sont la tête et les fesses.

Si on essaye de soulever le malade, on l'enlève tout d'une

pièce, il est impossible de l'asseoir. Pas de contractures dans les membres inférieurs.

Pouls 104. Rien au cœur, battements seulement un peu précipités.

5 heures. — Injection hypodermique, un peu de dilatation pupillaire ; peut-être un peu moins de roideur.

Pouls 120. Temp. 39°.

7 heures. — Injection hypodermique. Même état. Ecartement des mâchoires (1/2 cent.) non douloureux.

10 heures. — Même état général. Crampes, un peu de céphalalgie, pas de nausées, pas de troubles du côté de la vision ni du côté de l'ouie. Respiration facile.

Pouls fort, plein, 100.

Le 24, 7 heures, *matin.* — Les mâchoires s'écartent moins, la langue ne peut plus passer entre les maxillaires.

Sueurs profuses. Pas de vomissements ni de troubles visuels.

Pouls 100. Injection.

9 heures. — Même état. Pouls 90. Temp. 38,5.

10 heures 1/2. — Injection.

1 heure, *soir.* — Injection. Secousses dorso-lombaires vives, plus fréquentes, toutes les 2 ou 3 minutes. Sueurs profuses, thorax et face. Soif modérée.

4 heures. — Temp. 36,6. Pouls 98. Sueurs profuses de toute la partie supérieure du corps. Membres inférieurs, chaleur sèche brûlante.

10 heures. — Visage en sueur. Se plaint d'avoir froid cependant. Tient son bras gauche en demi-flexion ; lorsqu'il veut l'allonger, il provoque des secousses dans les muscles du dos. Secousses assez fréquentes ce soir.

Pas de céphalalgie. Intelligence nette.

Pouls 80. Injection.

Le 25, 8 heures du matin. Même état ; sueurs, secousses très-répétées, très-douloureuses. Injection.

Pouls, 90.

10 heures. Même état général, un peu de pleurosthotonos, secousses fréquentes ; lassitude extrême. Injection.

Pouls, 124. Température, 40°.

12 heures. Pouls, 124. Injection.
t Température, 40°.

3 heures 1/2. Pouls, 170. Sueurs. Injection. Répond bien à
out ce qu'on lui dit. Cependant, un peu de trouble intellectuel
vers 4 heures.

4 heures 1[2. Secousse terrible ; le corps se dresse fortement,
appuyé d'un côté à la tête, de l'autre aux talons.

Mort en quelques minutes.

2 heures après la mort. Température, 40°.

Autopsie. Injection de la pie-mère et des méninges rachidiennes. Cervelet un peu ramolli. Moelle diffluente.

40 heures après la mort. Rien dans les autres viscères.

Forme subaiguë terminée par la mort

Observation VIII

Recueillie par M. Cartaz, interne des hôpitaux. — Tétanos traumatique
subaigu. Mort.

Thivert (Gustave), 32 ans, charretier, entre le 10 juillet
1874, salle Saint-Gabriel, n° 42, hôpital de la Pitié, service de
M. Labbé ; il déchargeait un tombereau chargé de pierres,
quand la voiture bascula et il eut le pied droit et la main gauche
pris sous la charge. Amené à l'hôpital presque immédiatement,
on constate une plaie par écrasement du dos du pied, très-
petite ouverture cutanée, mais fracture du cuboïde et des
deuxième et troisième cunéiformes ; la main gauche est broyée ;
sauf le pouce et l'index, les autres doigts sont déchirés et les os
fracturés ; la peau est enlevée dans presque toute l'étendue du
creux palmaire ; petite plaie sans importance du dos du nez.
Pansement au diachylon sur le pied, et la main est enfermée
dans un pansement ouaté. Le soir de son entrée, il a une crise

épileptique très-bien caractérisée; il dit en avoir déjà eu plusieurs, qui revenaient à d'assez longs intervalles.

12 *juillet*. Rien de particulier; presque pas de suppuration de la plaie du pied; pas d'attaque épileptique.

Le 15, il se plaint d'un peu de douleur dans la main; le bandage roulé donne de l'odeur. T. rect., 39°3.

Le 16, T. rect. 38°3. Soir, 39°3.

Le 17, — 37°3. — 38°2.

Le 18, — 37°1. — 38°3.

On n'a pas enlevé le bandage ouaté; le malade boit, mange avec assez d'appétit; le pied est le siége d'une tuméfaction assez prononcée, mais sans douleur nette.

Le 19, T. 37°4. Soir, T. 38°4.

Le 20, — 38°1. — — 38°2.

Il se plaint alors d'un peu de raideur des mâchoires; hier, dit-il, il l'aurait déjà un peu ressentie. Elle est peu prononcée, et il n'y a pas de trismus à proprement parler; on lui administre dans la nuit 10 centigrammes d'extrait d'opium.

Le 21, température 37°2; soir, 37°4 (température rectale, toujours). Trismus assez marqué; pas d'opisthotonos. Sueurs peu abondantes à la visite du matin; le pansement ouaté est enlevé et remplacé par un pansement à la charpie largement imbibé de laudanum de Sydenham. L'annulaire et le médius sont gangrenés et prêts à se détacher; il n'y a pas de menaces de phlegmon, mais la plaie offre une odeur assez prononcée. Potion, 10 grammes d'hydrate de chloral.

Le 22, température 37°2; soir, 37°4. (Ces températures rectales peu élevées m'avaient mis en garde contre l'exactitude du thermomètre; prises avec trois thermomètres différents, elles n'ont pas varié.) Le malade ouvre un peu mieux la bouche. Pas de dysphagie, mais un peu d'opisthotonos. Sueurs peu abondantes; urine jaune rouge, sans albumine. On renouvelle le pansement au laudanum, et, en plus de la potion avec 10 grammes de chloral, on fait dans la région cervicale une injection sous-cutanée de 5 centigrammes de chlorydrate de morphine.

Le 23, température 37°3; soir, 37°9. L'avant-bras du côté de la main lésée est fléchi à angle droit sur le bras; les frictions ou pincements ne provoquent pas de spasmes bien marqués; le trismus et l'opisthotonos sont cependant plus accusés; il y a un peu de dysphagie; ventre un peu rétracté; sueurs très-abondantes; même pansement, 10 grammes de chloral, 5 centigrammes de chlorhydrate de morphine en injection. Sommeil depuis 4 heures du matin jusqu'à 7 heures 1[2 sans interruption et sans aucune secousse convulsive; la rigidité musculaire a disparu en partie.

Le 24, température 38o6. La bouche s'ouvre mieux. Pas de secousses convulsives depuis plusieurs heures; opisthotonos toujours très-marqué; sueurs moins abondantes qu'hier. La nuit a été assez calme. Soir, 39o; pouls, 156. Le trismus n'est pas plus prononcé, mais la rigidité des muscles du tronc est plus accusée; ventre très-rétracté; intelligence lucide; secousses convulsives revenant presque toutes les demi-heures. Nouvelle injection de 5 centigrammes de chlorydrate de morphine.

Mort dans la nuit après une courte asphyxie.

Autopsie le 26 juillet, 48 heures après la mort. Cadavre sans rigidité bien marquée, offrant déjà un état de décomposition assez avancée. Petite plaie fistuleuse à la face dorsale du pied droit, conduisant dans un foyer de suppuration articulaire. Le cuboïde est fracturé en trois éclats; les deux cunéiformes voisins sont également fracturés; le pus a envahi les articulations avoisinantes. Coloration métallique vif-argent des deux pieds, à la face plantaire et sous les orteils. Les ongles du pied gauche notamment (côté sain) sont comme argentés; sur la partie interne des cuisses, on trouve également des taches d'un noir bleuâtre, métalliques, comme dues à des frictions mercurielles; ces taches n'ayant pas été observées du vivant du malade, on n'a pu recueillir aucune indication étiologique à leur égard.

La main gauche est broyée, fracture du troisième métacarpien; fractures multiples des phalanges des trois derniers doigts; suppuration sanguinolente formant une bouillie noirâtre avec les parties en voie d'élimination. Les terminaisons des nerfs médian et cubital sont noyées au milieu de ce foyer et présentent une rougeur et un gonflement qui sont bien apparents quand on prend les nerfs de la main non lésée ; cette rougeur ne s'étend pas au delà de la plaie. Ces nerfs recueillis et examinés à l'état frais n'ont donné que des résultats négatifs ; il n'y a pas de névrite ascendante et tout se borne à des attritions locales au niveau de la plaie. Les résultats de cet examen ont été confirmés par mon ami Morat, chef des travaux anatomiques à l'École de Lyon.

Congestion pulmonaire intense ; adhérences pleurales légères à droite ; le cœur est d'un blanc jaunâtre, vide de caillots ; l'examen histologique révèle une dégénérescence granulo-graisseuse qui n'est pas cependant généralisée.

Rien de particulier dans les viscères.

Cerveau : sinus gorgés de sang noir. Pas d'adhérences des méninges ; piqueté hémorrhagique léger ; pas d'épanchement dans les ventricules.

Les méninges rachidiennes sont fortement colorées d'un rouge vif ; la moelle elle-même est, dans toute son étendue, fortement congestionnée ; elle n'est le siége d'aucun ramollissement. (L'examen histologique n'a pas été pratiqué.)

Les ganglions sympathiques cervicaux et thoraciques sont colorés en rouge foncé ; leur examen à l'état frais n'a rien révélé d'anormal.

OBSERVATION IX

Recueillie par M. Levrat, interne des hôpitaux. — Tétanos traumatique subaigu. Mort.

Femme de 45 ans, couchée salle Sainte-Marthe, n° 7, hôpital Saint-Antoine, service de M. Duplay ; opérée le 8 juin d'une hypertrophie du col utérin. Elle eut une hémorragie abondante qui nécessita le tamponnement. La faiblesse était extrême. Les jours suivants, l'hémorrhagie ne reparut pas.

18 juin. — La plaie est aux trois quarts cicatrisée, le reste est en pleine suppuration. La malade se plaint d'une légère raideur des muscles masticateurs.

Le 19. — Examen au spéculum, pour lequel la malade se lève. Le trismus est plus prononcé, le sterno-mastoïdien dur et tendu. Douleur à la nuque et dans le dos. Un point douloureux sur la tête. Prescription : potion avec 4 gr. de chloral.

Le 20. — La potion a été prise complétement; la malade se trouve soulagée sans qu'il y ait de relâchement dans les contractures. Dysphagie.

Temp. axill., 36; soir, 37,4. pouls, 104.

Le 21. — Même état. Trismus plus marqué. Temp., 37,4; soir, 37,5. Pouls, 116.

Le 22. — Il est impossible de toucher la malade sans provoquer des contractures violentes; celles-ci se produisent également lorsqu'on cherche à faire boire une cuillerée de liquide.

On institue le traitement suivant : injections sous-cutanées de sulfate d'ésérine.

A 8 heures 1/2, injection de 1 goutte = 0 gr. 001 milligr.
A 11 heures, — 3 gouttes.
A 2 heures, — 3 gouttes.
A 5 heures, — 3 gouttes.

Les injections n'amènent aucun relâchement musculaire, elles provoquent seulement une légère rougeur de la face et des sueurs.

A 5 heures, il survient coup sur coup deux accès de contracture.

Les doigts sont crispés dans la paume de la main.

L'ésérine faisant défaut à l'hôpital, on donne 6 grammes de chloral jusqu'au lendemain 4 heures.

Temp., 37,6; soir, 37,6. Pouls, 100.

Le 23. — Depuis hier, la malade a eu une crise de contracture.

A 4 heures, injection de 4 gouttes d'ésérine.
A 8 heures, — 4 —
A 10 heures, — 4 —

Pas d'amélioration ; raideur de la nuque et du dos.

Temp., 36,8 ; soir, 37,8. Pouls, 108.

Le 24. — Ce matin la malade a eu un accès.

A 9 heures du matin, injection de 5 gouttes : elle provoque une sueur abondante.

A 11 heures, on injecte 7 gouttes : immédiatement on constate un relâchemeut des muscles masticateurs et de ceux de la nuque. Dilatation des pupilles. Rougeur de la face, sueurs, nausées.

A 1 heure 1/2, injection de 7 gouttes.
A 3 heures 1/2,   —   7
A 6 heures,   —   7
A 8 heures,   —   9
A 10 heures,   —   9

Chacune de ces injections provoque un relâchement immédiat des muscles masticateurs. On peut introduire l'extrémité de l'index entre les arcades dentaires.

Le bénéfice de ces injections dure environ 20 minutes. On en profite pour faire prendre à la malade du lait, du potage, des œufs. Les nausées sont continuelles, et par moment des vomissements se produisent.

Constipation opiniâtre.

Temp., 37,8 ; soir, 37,8. Pouls, 104.

Le 25. — Les arcades dentaires sont de nouveau au contact.

8 heures. — Injection ue 9 gouttes.

11 heures 1/2. — Injection de 11 gouttes.

Les vomissements reparaissent après chaque injection. Celles-ci provoquent aussi régulièrement la rougeur du visage, la sueur, et le relâchement de la mâchoire.

Les vomissements sont calmés par une injection de 5 gouttes de chlorhydrate de morphine.

1 heure 1/2. — On injecte 11 gouttes d'ésérine.

3 heures 1/2. —   Id.

Les vomissements recommencent. Les jambes sont très-difficiles à mettre dans l'extension, et les tentatives amènent une série de secousses générales violentes.

5 heures 1/2. — Injection de 11 gouttes. Le pouls devient tumultueux après l'injection.

8 heures. — Les vomissements n'ont pas cessé depuis la dernière injection. On injecte 8 gouttes seulement.

10 heures. — Vomissements continuels. La malade refuse l'injection.

Pendant cette journée, il y a 4 à 5 petits accès de contracture. Temp., 37°8; soir, 37°7. Pouls, 116.

Le 26. — La malade demande qu'on reprenne les injections d'ésérine.

8 heures. — Injection de 10 gouttes. L'amélioration est de courte durée. Temp., 38°. Pouls, 120.

Les crises deviennent plus fréquentes.

11 heures. — Sur la demande de la malade on injecte de nouveau 10 gouttes. Le bénéfice de cette injection dure dix minutes.

1 heure. — Crise violente. La malade meurt pendant qu'on va prévenir l'interne de garde.

Autopsie. — Faite 36 heures après la mort.

Le cerveau ne présente qu'un peu de congestion.

Les méninges cérébro-rachidiennes sont injectées.

La moelle, notablement injectée, paraît ramollie dans la région cervicale.

L'examen histologique n'a pas été fait.

**Forme subaiguë ou chronique terminée
par la guérison.**

Observation X

Recueillie par M. Ceccaldi. — Petit ulcère variqueux. Tétanos subaigu.
Guérison.

Le nommé David (Jean), âgé de 38 ans, mégissier, entre à l'hôpital Saint-Antoine, salle Saint-Louis, n° 55, dans le service de M. Duplay, le 3 août 1872.

Cet homme, d'une très-bonne constitution, quoique très-rhumatisant, présente un ulcère variqueux situé entre le tendon d'Achille et la malléole interne du côté droit.

Comme cet ulcère était peu profond et d'une faible étendue, le malade fut pansé avec des bandelettes de diachylon, et soumis au repos au lit.

Toutefois, comme il arrive souvent en pareil cas, il se leva, paraît-il, plusieurs jours de suite, et dans la matinée du 12 août, il aurait pris froid et eu quelques légers frissons.

En outre, depuis deux ou trois jours il aurait éprouvé une certaine gêne dans les mouvements de la mâchoire; il n'y fait pas grande attention.

13 *août*. — A la visite du matin, on constate les signes d'un tétanos semblant marcher avec rapidité, et caractérisé à ce moment par du trismus, de la contracture des muscles de la nuque et une certaine raideur dans ceux des parois thoraciques. Le pouls est à 92. La respiration est anxieuse. Pendant l'examen, le malade est pris d'un violent accès de contracture, et dit en avoir eu plusieurs autres semblables pendant la nuit. Injection sous-cutanée avec 0 gr. 02 de chlorhydrate de morphine.

Visite du soir. — Le trismus est moins marqué, le malade montre plus facilement sa langue; pas de rictus; renversement de la tête et du cou en arrière; contracture des muscles de la partie supérieure du tronc. Le thorax est immobile, la respiration purement abdominale est pénible, en raison de la contracture manifeste des muscles droits de l'abdomen. La raideur musculaire envahit les muscles inférieurs. Les membres supérieurs sont libres. La peau est chaude, couverte de sueur.

On fait une nouvelle injection de morphine de 0 gr. 02. On en fera deux semblables pendant la nuit. Bain de vapeur. Thé chaud au rhum.

Le 14. — Le malade va mieux. Il peut remuer la tête et s'asseoir sur son lit; toutefois, le trismus et la contraction des muscles du cou persistent. Il en est de même de celles des muscles droits de l'abdomen. Mais les [membres inférieurs sont presque libres. Le malade a uriné facilement. Pas de garde-robes depuis le début de la maladie. Le bain de vapeur a provoqué une transpiration très-abondante qui dure encore. Peau chaude. Pouls, 120. Temp. axil 38°8. Resp., 28.

Injection sous-cutanée toutes les 3 heures. Bain de vapeur. Thé au rhum.

Le 15. — Les accidents se sont encore amendés depuis hier. Le malade est affaissé, somnolent. On suspend les injections de morphine. Le reste de la prescription est maintenu. P. 92. Temp. 37°8. Resp. 22. On analyse les urines. Voici le résultat de cette analyse : Densité 10,16. — Réaction acide. — Sédiments 0. — Matières étrangères 0. — Urée 29 gr. 513 par litre. — Chlore des chlorures 3 gr. 974 par litre. — Chlorure de sodium 8 gr. 613 par litre.

Le 16. — La raideur du cou, du dos, des muscles de la mâchoire et des droits de l'abdomen, tend à s'accentuer de nouveau. Rire sardonique. Le malade a un accès de contracture pendant la visite, c'est le second depuis 24 heures. Pouls 96. Temp. 39°6. Resp. 24.

On donne une potion avec 6 grammes de chloral. Injection avec 0 gr. 02 de chlorhydrate de morphine. Bain d'air chaud.

Soir. Le malade semble sommeiller ; il a un peu de *subdelirium.* La peau est chaude et sèche. Pouls 120. Temp. 40°. Resp. 28.

Le 17. — La nuit a été agitée, ce matin il y a plus de calme. Les accès tétaniques, fort douloureux, se montrent encore, quoique moins fréquents. Moins de raideur dans les muscles de la mâchoire, du cou et du dos. Rire sardonique aussi prononcé. Pouls 100. Temp. 38°7. Resp. 24.

Potion avec 10 grammes de chloral, il est injecté en plusieurs fois 0 gr. 08 de chlorhydrate de morphine.

Soir. Pouls 108. Temp. 39° 4. Resp. 24.

L'analyse des urines donne : Densité 1010. — Réaction acide. — Urée 28 gr. 127 par litre. — Chlore des chlorures 5 gr. 117 par litre. — Chlorure de sodium 7 gr. 835 par litre.

Le 18. — Le malade a eu pendant la nuit un délire violent. Il est calme ce matin, et son état s'est sensiblement amélioré. La contracture a abandonné les muscles de la mâchoire et du cou, mais elle occupe encore ceux des cuisses et les grands droits de l'abdomen. Pupilles très-resserrées. Sueur abondante. Pouls 86. Temp. 37°4. Resp. 20.

Soir. Pouls 90. Temp. 37°5. Resp. 22.

Le 19. — La contracture des muscles de l'abdomen et des membres inférieurs a augmenté. Par contre elle a encore diminué dans ceux du cou et de la mâchoire. Le malade a encore des accès, mais plus rares, plus courts, et bien moins douloureux que ceux des jours précédents. Bâillements fréquents. Respiration laborieuse. Rétention d'urine. Constipation. On pratique le cathétérisme, et on prescrit un lavement.

Le corps présente une éruption survenue pendant la nuit, et ressemblant à de l'urticaire. Pouls 96. Temp. 36°9. Resp. 32.

Potion avec 4 gr. de chloral. Injections sous-cutanées de morphine. Bains d'air chaud.

Soir. L'éruption a complétement disparu. Nouveau cathétérisme. Pouls 90. Temp. 37°8. Resp. 28.

L'urine analysée fournit : Densité 1038. — Réaction acide. — Urée 29 gr. 647 par litre. — Chlore des chlorures 5 gr. 942. — Chlorure de sodium 9 gr. 792.

Le 20. — Calme. Le malade a rejeté quelques crachats sanguinolents. Rien à l'auscultation du thorax. La rétention d'urine persiste. Contracture très-nette des muscles droits de l'abdomen. Pouls 80. Temp. 36°8. Resp. 24.

Potion avec 4 gr. de chloral.

Soir. Pouls 90. Temp. 37°5. Resp. 20.

Le 21. — Amélioration notable. Le malade a uriné seul.

Pouls 108. Temp. 37°9. Resp. 24. Bain d'air chaud. On cesse le chloral.

Le 22. — L'amélioration continue. Pouls 92. Temp. 36°9. Respiration 24. Même prescription. Analyse de l'urine du 21 au 22 : Quantité 578 gr. — Réaction alcaline. — Densité 1036. — Urée 18 gr. 215.

Le 23. — Excellent état. On cesse toute médication.

      Urines du 22 au 23 : Quantité, 568 gr.

               —   Réaction alcaline.

               —   Densité, 1024.

               —   Urée, 13 gr. 146.

      Urines du 23 au 24 : Quantité, 250 gr.

               —   Densité, 1025.

               —   Réaction acide.

               —   Urée, 8 gr. 263.

Le 25. — Pouls 82. Temp. 36°,8. Resp. 18.

Du 26 au 4 *septembre*. — Le malade se rétablit assez lentement. Jusqu'à ce jour il a conservé un peu de raideur dans les muscles de l'abdomen. L'ulcère de la jambe est cicatrisé.

Le 17. — Le malade sort guéri.

Observation XI

Recueillie par M. Cartaz, interne des hôpitaux. — Tétanos traumatique chronique. Guérison.

Proust (Sylvain), mécanicien, âgé de 52 ans, entre le 5 juillet 1874 à l'hôpital de la Pitié, salle Saint-Gabriel, numéro 1 ; service du Dr Labbé.

Ce malade vient de tomber d'une échelle haute de trois mètres, il est apporté presque immédiatement à l'hôpital, vers les sept heures du soir.

Le pied droit est complétement renversé en dehors, à angle droit sur la jambe, ne tenant que par les attaches externes. Énorme déchirure partant de 6 centimètres au-dessus de l'interligne articulaire et descendant au-dessous de la malléole interne, le long du bord interne du pied jusqu'à la première rangée du tarse; au travers de cette plaie, le tibia luxé fait une saillie de 0^m,06 à 0^m,07 centim. Le périoste est complétement décollé sur toute son étendue, et l'extrémité articulaire est partagée en deux par une fracture portant sur la partie interne. La malléole interne a été arrachée. Déchirure des tendons. Les extenseurs sont conservés à l'exception de ceux du gros orteil qui sont déchirés. On ne sent pas les battements de la pédieuse.

Hémorrhagie en nappe, partant du fond de la plaie.

Appelé comme interne de garde, je cherche en vain à réduire le tibia, et à replacer le membre dans sa situation normale. Ne pouvant y parvenir, je détache, au moyen du détache-tendons, le périoste sur toute la surface saillante de l'os, et je résèque avec la scie à chaîne les 7 centim. qui font saillie. Je débride légèrement en haut pour essayer de trouver le vaisseau, source de l'hémorrhagie : le sang sort en nappe et s'arrête facilement par le tamponnement. J'applique alors le pansement ouaté, en immobilisant le pied au moyen d'une attelle coudée en fil de fer, placée après les premières couches d'ouate. Je fais remonter le bandage jusqu'à la partie moyenne de la cuisse.

6 *juillet.* — T. 39°,2. — Soir, T. 39°.

Le 8, T. 38°,3. — Soir, T. 39°,2. Le bandage commence à donner de l'odeur; le malade mange peu. Il n'y a pas de douleurs.

Le 9, T. 38°,8. — Soir, T. 39° 1.

Le 10, T. 38°,3. — Soir, T. 40°,2. Malgré l'odeur assez forte que répand le bandage, on se décide à le maintenir quand même. Il n'y a, en effet, rien de particulier du côté du membre inférieur qu'un peu d'adénite inguinale.— Pas de douleurs abdominales. Langue un peu sèche. Pas de frissons.

Le 11, T. 40°,2. — Soir, T. 39°,4. Pas de frissons. Peau sèche. Le bandage est maintenu. 0,50 sulfate de quinine.

Le 12, T. 40°. — Soir, T. 39°,3. Le malade reprend un peu d'appétit, mais la langue est toujours sèche. Pas de frissons, ni de diarrhée. Pas de douleur à la pression du foie.

Le 14, T. 39°,3. — Soir, T. 40°.

Le 15, T. 38°,4. — Soir, T. 39°,1.

Le 16, T. 39°,2.— Soir, T. 39°,1. Même état général, un peu affaissé; mais conservation de l'appétit. Sommeil assez tran-

quille. Pas de frissons, pas de douleurs dans le membre. L'o-
deur du bandage est moins pénétrante.

Le 17, T. 38°,3. — Soir, T. 40°,1.

Le 18, T· 38°,1. — Soir, T. 40°. Ces chiffres font craindre
quelque complication du côté de la plaie ; mais comme l'état
général est relativement satisfaisant, on ne veut pas enlever
l'appareil.

Le 19, T. 38°,1. — Soir, T. 39°.6. Un peu de constipation
depuis deux jours. Eau de Sedlitz.

Le 20, T. 38°. — Soir, T. 38°,3.

Le 21, T. 37°,4. — Soir, T. 38°,1.

Le 22, T. 37°,4. — Soir, 38°,3.

Le 23, T. 38°,2. — Soir, T. 39°,1.

Peu d'appétit.

Le 24, T., 38°1. Ce matin on constate un peu de trismus. Les
mâchoires ne peuvent pas s'écarter de plus de $0^m,03$ centim.
le malade n'a pas éprouvé de crampes ni de lancées douloureuses le long de la jambe. La croisée est restée ouverte dans
la nuit près de son lit, il ne se plaint cependant pas d'avoir eu
froid.

Pas d'apisthotonos. La respiration est libre. A mangé encore
ce matin avec assez d'appétit.

Potion avec 10 gr. de chloral.

Soir. T. 39°,3. — Moins de resserrement des mâchoires. La
potion a été prise en entier ; le malade a mangé un peu. Injection sous-cutanée de 25 milligrammes dans la cuisse droite
(chlorhydrate de morphine). Pour la nuit : 5 pilules de 5 centigrammes chaque d'extrait d'opium.

Le 25, T. 40°,1. Le malade est calme, n'a pas éprouvé de
secousses convulsives. Figure un peu colorée, congestionnée.
Trismus aussi prononcé qu'hier matin, mais n'a pas augmenté.
Le malade semble y prêter moins d'attention. Pas d'opisthotonos. 10 gr. de chloral.

Soir. T. 40°,2. Trismus égal à celui de ce matin. Le malade
se réveille au moment où je l'examine; le regard est hébété,
la parole hésitante, comme chez un homme ivre. Les 10 gr. de

chloral ont été ingérés. Pas de secousses convulsives ni de crampes douloureuses dans le membre inférieur. Il y a un peu de raideur des muscles de la nuque. 2ᵉ potion de 10 gr. de chloral. L'urine, examinée, est jaune rouge, claire, sans dépôt; le malade a rendu dans la journée et la nuit 1100 gr. d'urine; le dosage de l'urée donne une proportion de 15 gr. par litre, soit 16 gr. 50 pour les 24 heures.

Le 26. — P. 104. T. 37, 4 (température rectale prise avec deux thermomètres différents pour vérifier s'il n'y avait pas erreur). Le malade a fini de prendre sa potion dans la nuit, soit 20 grammes de chloral hier. La nuit a été très-calme. Ce matin il ouvre la bouche plus facilement et la roideur de la nuque s'est dissipée. Etat de somnolence presque continuelle sous l'influence de l'ivresse chloralique.

Même dose de chloral, 20 gr. pour les 24 heures.

Soir. — P., 116. T., 39,1. R., 36. Quand je le vois à 6 heures, le malade sommeille assez profondément pour que les explorations de température puissent être faites sans le réveiller.

Pas de refroidissement périphérique. Pas de sudations. Urine jaune clair sans albumine.

Le bandage ouaté laissant couler un peu de pus à la racine du membre, j'ajoute un fort paquet d'ouate que je serre par-dessus le premier bandage.

Le 27. — P., 124. T., 38°. R., 40. Dans un état complet d'ivresse. Sommeil presque continu; trismus moins prononcé; pas de secousses convulsives.

Rétrécissement très-marqué des deux pupilles.

Soir. — P., 124. T. 39°. R., 40. 10 grammes de chloral dans les 24 heures.

Le 28. — T., 38,3; soir, p., 124. T., 38,4. R., 36. Ivresse complète ; le malade n'a cependant pas pris de chloral aujourd'hui. Pas de dysphagie. Pas de convulsions thoraciques. Pas de roideur dans les muscles de la nuque. Râles fins aux deux bases des poumons.

Le 29. — P., 112. T., 38,1. R., 28. Toujours un peu de trismus. Le malade se plaint de douleurs gravatives dans la jambe, mais il n'a éprouvé ni crampes ni secousses tétaniques. Pas d'administration de chloral.

Soir. — P., 124. T., 38,2. R., 32. Urine rouge jaune sans dépôt ni albumine.

Le 30. — P., 96. T., 38°. R., 28. Le malade est complétement remis de son ivresse chloralique. Toujours un peu de trismus. Deux selles ce matin sous l'influence d'un peu d'huile de ricin.

Soir. — 38,2. Pas de chloral. Aucun médicament.

Le 31. — P., 84. T., 38,3. R., 26. Même état de resserrement des mâchoires. Il s'y joint un peu d'opisthotonos. On lui fait une injection de 5 centigrammes de chlorhydrate de morphine dans les muscles du cou.

Soir. — P., 104. T., 38,3. R., 28.

1er *août.* — P., 84. T., 38,3. R., 26. Trismus un peu plus marqué. Opisthotonos également plus accentué. Pas de secousses convulsives. Pas de crampes dans les membres inférieurs.

Soir. — P., 96. T., 39°. R., 28. On fait dans la journée deux injections de 4 centigrammes chaque de chlorhydrate de morphine.

Le 2. — P., 92. T., 38,2. R., 28. Le trismus paraît un peu moins accentué. Injection de 8 centigrammes comme hier.

Soir. — P., 104. T., 39,2. R., 28.

Le 3. — P., 92. T., 38,2. R., 28. Pas de dysphagie. Même trismus. Pleurosthotonos. La tête est renversée sur le côté gauche et ne peut être redressée.

Soir. — P., 108. T., 39°. R., 32. Le malade boit devant moi sans avoir de spasmes. Toujours même pleurosthotonos avec léger opisthotonos. Injection de 10 centigrammes.

Le 4. — P., 108. T., 37,4. R., 28. Même état de la contracture. Injection de 5 centigrammes le matin. Deuxième injection dans la journée.

Soir. — 39,1. J'enlève le bandage ouaté, je trouve un vaste décollement à la partie postérieure de la jambe, avec un foyer contenant environ 200 grammes de pus jaune, bien lié, sans grande odeur.

Le pied est à angle droit sur la jambe dans une position parfaite.

Bourgeons granuleux au niveau de la plaie tibio-tarsienne, recouvrant tout le fond de l'anfractuosité. J'ouvre le foyer de haut en bas sur la face interne de la jambe, déterge avec soin, lave à l'alcool camphré, et j'applique un appareil plâtré formant attelle au niveau de la jambe et gouttière au niveau du pied et de la cuisse.

Pendant ce pansement, sudations abondantes. Pas de crampes dans le membre inférieur.

L'opisthotonos parait un peu peu plus accusé.

Temp. prise à 8 heures du soir, 39,4.

Le 5. — P., 108. T., 37,4. R., 28. Moins de trismus et de pleurosthotonos. Le malade a déliré un peu cette nuit.

Soir. — P., 108. T., 38,4. R., 24. Malade calme. Pas de délire. Pas de douleurs du côté de la jambe. Moins de pleurosthotonos. On peut lui remuer la tête, mais les mouvements volontaires sont encore difficiles. La bouche s'ouvre bien. Aujourd'hui, une seule injection de 5 centigrammes.

Le 6. — P. 116. T. 38°,3. R. 32. Le trismus existe à peine. Le malade mange avec un peu d'appétit. Plaie en bon état.

Soir. P. 116. T. 39°, R. 28. Plus de trismus ; plus d'opisthotonos. Mouvements de la tête parfaitement libres.

Urine jaune rouge contenant 14 gram. 50 d'urée par litre. Le malade a rendu dans les 24 heures 950 grammes d'urine. Pas de dépôt ; pas d'albumine ; pas de sucre.

Le 8. — P. 100. T. 38°,4. R. 24.

Soir. P. 104. T. 39°.

Le 9. — T. 38°,4. Plus d'accidents tétaniques.

Soir. T. 38°,4.

Le 10. T. 39°,2. Soir. T. 39°,1. Le foyer purulent se vide mal. On évide l'appareil platré, et on fait une compression légére en arrière de la jambe.

Le 11. T. 38°,3. Soir. T. 39°,1.

Le 14, absolument rien comme accidents tétaniques. Le malade peut être considéré comme guéri à ce point de vue. Du reste, sa plaie nécessitant encore un séjour prolongé à l'hôpital, on pourra juger parfaitement de la stabilité de la guérison.

Sorti le 24 décembre.

Forme spontanée.

Observation XII

Recueillie par M. Foucart, interne des hôpitaux. — Tétanos spontané. Mort.

Le nommé Tercy (Charles), âgé de 22 ans, jardinier, entre le 11 septembre 1871, salle Saint-Ferdinand, n° 1, à l'hôpital Necker, service de M. Delpech.

Cet homme est venu à la consultation à pied. Il est malade depuis le jeudi 7 septembre, jour où il fut pris, le matin en se levant, de frissons qui furent suivis de raideur de la face, de dysphagie, de gêne dans l'articulation des mots. Il a pu cependant manger jusqu'au samedi inclusivement. Mais il n'a pu le faire le dimanche. Il n'éprouvait, du reste, aucune douleur, et n'avait que de la raideur dans les muscles de la face, de la mâchoire et de la nuque.

Lundi, même état; le cou devient plus raide.

12 *septembre.* — Ce matin, trismus incomplet, opisthotonos. Les cuisses ne peuvent être fléchies sur le bassin.

Le malade ne présente aucune plaie; il n'a été soumis à aucun traumatisme.

Il y a une semaine, le mardi 5 septembre, il est allé dans un bal, il en est sorti à plusieurs reprises le corps en sueur, et en dernier lieu pour retourner chez lui. Pendant le trajet, il eut à souffrir du froid.

Malgré son trismus, le malade a pu avaler hier quelques gorgées de bouillon.

Les bras ne sont pas contracturés. La langue peut être un peu sortie hors de la bouche. Les yeux s'ouvrent difficilement. Gêne de la parole.

Les muscles convulsés ne sont pas douloureux. Les accès de spasmes convulsifs sont rares et courts.

De temps à autre, il y a rémission partielle de la contracture durant une ou deux minutes.

Mais cette rémission cesse aussitôt qu'on vient à toucher un muscle non contracturé, et est suivie de contractures spasmodiques assez douloureuses.

Les globes oculaires ne sont pas agités de mouvements convulsifs. Légère contracture des muscles abdominaux.

Il n'y a pas de vomissements, ni de diarrhée. Miction facile. Pas de céphalalgie ; la peau est sèche ; l'intelligence intacte. Pas de fièvre. Insomnie.

Temp. axill. 38º,3. Pouls 84.

Traitement. Bains de vapeur dans le lit. Julep avec 3 grammes de chloral. Bouillon.

Le 13, l'opisthotonos a augmenté ; les jambes son raides ; les genoux ne peuvent être fléchis. Trismus plus marqué. La parole est presque impossible.

Les accès sont plus intenses.

La peau chaude est couverte de sueurs.

La miction est un peu gênée.

Pouls 100. Potion avec 4 grammes de chloral. Bain de vapeur.

Le 14, les pectoraux et les muscles de l'abdomen sont contracturés. Les membres supérieurs sont libres. Le malade dit qu'il n'urine pas, mais la vessie n'est pas distendue. Insomnie. Temp. 38º,2. Pouls 104. Prescription, 5 grammes de chloral.

Le 15. Hier soir, le malade a été sondé; il y avait peu d'urine dans la vessie. Ce matin, la miction est facile. Il y a une légère détente, et le malade est à peu près dans le même état que les premiers jours. La parole est plus facile ; il y a moins de dysphagie ; la respiration est aisée. Langue blanche. Pas de garde-robe depuis le 12 septembre. La sensibilité est intacte. Le malade, qui a pris hier un peu de bouillon, espère pouvoir en prendre aujourd'hui davantage. Légère épistaxis, ce matin. Pouls 80. Temp. 38°,2. Chloral 6 grammes. Même traitement.

Le 16, amélioration légère. Le malade a dormi un peu cette nuit. Opisthotonos. Légère contracture des pectoraux et des muscles de l'abdomen.

Le membre inférieur gauche remue facilement ; il est dans l'abduction et dans la flexion. Le membre inférieur droit ne peut être remué. Les membres supérieurs sont un peu pris ce matin. Trismus moins marqué. Depuis hier, la vessie n'a pas été vidée. Constipation. Moins de dysphagie. Sueurs abondantes. La parole est toujours gênée. Epistaxis, ce matin. Les spasmes sont moins fréquents. Tempér. 37°,8. Pouls, 92. Hydrate de chloral 7 grammes.

Le 17. — Trismus moindre, pas de garde-robes, même opisthotonos ; lavement simple samedi soir resté sans effet, lavement au miel de mercuriale, sans effet également, même état des muscles des jambes et de l'abdomen ; somnolence ; absence de sucre et d'albumine dans les urines. Hydrate de chloral, 8 grammes ; température, 37,8 ; 72 pulsations ; 30 grammes de sulfate de soude demain matin.

Le 18. — Trismus et opisthotonos moins considérables, pas de garde-robes, somnolence moindre, muscles abdominaux détendus, la jambe droite remue aussi aisément que la gauche ; sommeil cette nuit ; contractures de plus en plus rares ; température, 38,1 ; 80 pulsations ; hydrate de chloral, 9 gr.

Le 19. — Opisthotonos et trismus, sommeil cette nuit, somnolence ce matin ; muscles pectoraux, abdominaux et des jambes fortement contractés ; sueurs moins abondantes ; soif intense ; contractures plus rapprochées, sensibilité moins vive, il ouvre les yeux et parle moins facilement ; pas de garde-robes malgré le sulfate de soude, miction facile ; 84 pulsations, température 38,3 ; même traitement. Le soir, à la visite de 4 heures, coma profond, on supprime la potion au chloral.

Le 20. — Amélioration; contractures moins fréquentes, opisthotonos, trismus, moins de contracture des jambes, des muscles pectoraux et abdominaux; pas de céphalalgie, épitaxis ce matin; il ouvre bien les yeux, sommeil la nuit, somnolence le matin; 84 pulsations; température 38°.

Le 21. — Trismus, opisthotonos, contracture des muscles pectoraux et abdominaux toujours la même; jambe droite plus contracturée que la gauche, les yeux s'ouvrent difficilement, sommeil, somnolence le jour, sueurs, pas de céphalalgie, pas de garde-robes; 120 pulsations pendant les accès de contracture; 96 entre les accès; température 38,2. Bains de vapeur; hydrate de chloral, 8 grammes.

Le 22. — Pleurosthotonos gauche, mouvements latéraux de la tête moins étendus, trismus, même état des autres muscles; sommeil et somnolence; 92 pulsations, température 38,1. Chloral, 9 grammes. Même traitement.

Le 23. — Même état musculaire qu'hier; bras droit légèrement contracté; parole difficile; délire; il ouvre difficilement les yeux; somnolence considérable; 124 pulsations pendant les accès, 108 entre eux; température 38,3; chloral, 8 gr.

Le 24. — Température 38,1. Pulsations 92 très-variables. Même état musculaire; pleurosthotonos gauche, contractures plus fréquentes; lavement simple le samedi soir, rendu le dimanche matin; somnolence, bras libres.

Le 25. — Bras libres dans le sommeil. Détente, sauf un peu d'opisthotonos. Dans la veille, même état de contraction; un peu de sommeil la nuit, 104 pulsations, température 37,8; même traitement.

Le 26. — Température 38,7; 96 pulsations; meilleur état musculaire, mouvements dans le lit, abdomen mou, trismus moindre, mouvements latéraux du cou possibles; pectoraux détendus, mouvements des bras libres, pas de garde-robes. Panade, bouillons.

Le 27. — Etat musculaire idem, pectoraux plus contractés,

un peu de toux, difficulté de cracher ; bouillon ; 100 puls. ; température 38,2, pas de garde-robes, épitaxis hier soir. 1 gr. sulfate de quinine en 3 paquets de 6 en 6 heures, potion avec hydrate de chloral, 8 gr. Etat moins satisfaisant que les jours précédents.

Le même jour, à la visite du soir, contracturé considérable, accès surtout si le malade tousse; pectoraux contractés; bouillon le matin, œuf à la coque à 6 heures du soir; à 8 heures 1/2, les convulsions redoublent ; voies aériennes embarrassées par des mucosités que le malade ne peut rejeter ; sueurs abondantes; à 9 heures, mort subite.

Autopsie. — 36 heures après la mort. Vendredi 29 septembre, trois semaines après le début.

Dure-mère crânienne congestionnée; par des coupes faites dans le cerveau en tous sens, on s'assure que l'organe est sain ; il en est de même du cervelet et du bulbe; dure-mère rachidienne légèrement injectée. Des coupes transversales dans toute la hauteur de la moelle à un centimètre environ les unes des autres, ne dénotent aucune lésion ; substance médullaire parfaitement saine, non ramollie. Les organes de la cavité abdominale n'ont pas été particulièrement examinés, aucun trouble n'étant survenu de ce côté. Le cœur ne présente rien de particulier; poumons fortement congestionnés.

Ce qu'il y a de remarquable ici c'est la durée de la maladie; la mort n'est arrivée que trois semaines après le début de l'affection ; la marche de celle-ci a-t-elle été retardée par le traitement, cela est probable; remarquons l'effet du chloral, la dose de 9 grammes ordonnée un jour a amené un état de somnolence tel qu'on a dû la suspendre le lendemain. Remarquons enfin que la maladie suivait une bonne voie et que l'on pouvait peut-être espérer une heureuse terminaison, quand tout à coup, en moins de 12 heures, des troubles repiratoires sont survenus qui ont emporté le malade.

TABLE DES MATIÈRES

www.ingramcontent.com/pod-product-compliance
Ingram Content Group UK Ltd.
Pitfield, Milton Keynes, MK11 3LW, UK
UKHW022039070726
13613UKWH00002B/596